NCCN Guidelines for Patients®

La guía esencial para las personas que se enfrentan al cáncer.

Basada en las recomendaciones para la atención de destacados expertos en oncología.

Explica la atención oncológica de alta calidad que se brinda en centros oncológicos de vanguardia.

Revisada y corregida todos los años.

¿Sabía que los principales centros oncológicos de los Estados Unidos colaboran para mejorar la atención oncológica? Esta alianza de los principales centros oncológicos se denomina National Comprehensive Cancer Network® (NCCN®).

Como la atención oncológica está en constante evolución, NCCN elabora y actualiza con frecuencia recomendaciones basadas en pruebas que utilizan los profesionales de atención médica de todo el mundo. Estas recomendaciones se conocen como NCCN Clinical Practice Guidelines in Oncology (NCCN Guidelines®).

En NCCN Guidelines for Patients, se explican de manera sencilla estas recomendaciones de los expertos, para que pueda hablar con su equipo de atención médica sobre la mejor atención para usted.

NCCN Guidelines for Patients se basa en NCCN Guidelines® para el cáncer de próstata (versión 5.2026, 23 de enero de 2026).

Ver NCCN Guidelines for Patients gratis en Internet: NCCN.org/patientguidelines

Buscar un centro oncológico de NCCN cerca de usted: NCCN.org/cancercenters

Conocer cómo se preparan las NCCN Guidelines for Patients: NCCN.org/patient-guidelines-process

Comuníquese con nosotros

@NCCNorg @NCCNVideo NCCN @NCCNorg

Quiénes nos apoyan

NCCN Guidelines for Patients cuenta con el apoyo financiero de NCCN Foundation®

NCCN Foundation agradece profundamente a las siguientes empresas colaboradoras por hacer posible esta NCCN Guidelines for Patients: AstraZeneca; Janssen Biotech, Inc. y Novartis Pharmaceuticals Corporation.

NCCN adapta, actualiza y aloja de forma independiente la guía de NCCN Guidelines for Patients. Nuestras empresas colaboradoras no participan en la elaboración de esta NCCN Guidelines for Patients y no se responsabilizan del contenido ni las recomendaciones que se incluyen en la presente guía.

Para hacer una donación, visite NCCNFoundation.org/Donate

Para obtener más información, visite la página NCCN.org/patientguidelines o envíe un correo electrónico a PatientGuidelines@NCCN.org

Contenido

NCCN Foundation tiene como objetivo apoyar a los millones de pacientes y familias afectados por un diagnóstico de cáncer mediante la financiación y distribución de NCCN Guidelines for Patients. NCCN Foundation también se compromete a avanzar en los tratamientos contra el cáncer subsidiando a los médicos prometedores del país en el centro de innovación en cuanto a investigación del cáncer. Para obtener más detalles y acceder a la biblioteca completa de recursos para pacientes y cuidadores, visite NCCN.org/patients.

National Comprehensive Cancer Network (NCCN) y NCCN Foundation
3025 Chemical Road, Suite 100, Plymouth Meeting, PA 19462, EE. UU.

1

Acerca del cáncer de próstata en estadio temprano

Todas las personas con próstata pueden padecer este tipo de cáncer. El cáncer de próstata en estadio temprano en particular no suele ser mortal. En este capítulo, se presenta una descripción general de este cáncer frecuente y las maneras de tratarlo eficazmente.

¿Qué es el cáncer de próstata?

El cáncer de próstata es una enfermedad en la que las células de la próstata se multiplican y crecen de manera descontrolada.

La próstata está ubicada justo debajo de la vejiga en la zona pélvica, en la parte profunda del cuerpo que se encuentra entre los huesos ilíacos. La próstata es una parte importante del sistema reproductivo masculino. Este aparato también incluye el pene, las vesículas seminales y los testículos.

El cáncer de próstata es uno de los tipos de cáncer más frecuente.

El cáncer es el resultado cuando algo funciona mal en el proceso natural de las células, lo que hace que algunas de ellas se multipliquen y propaguen.

Las células cancerosas no se comportan como las células normales. Presentan cambios genéticos (mutaciones) que les permiten multiplicarse y producir muchas más células cancerosas que desplazan y superan en número a las células normales. Esto puede acabar perjudicando al organismo.

Estas células cancerosas viven mucho más que las células normales. Pueden sustituir a muchas células normales y hacer que los órganos dejen de funcionar. Además, las células cancerosas también pueden extenderse fuera de la próstata a otras partes del cuerpo.

El cáncer de próstata se puede dividir en cáncer en estadio temprano o en estadio avanzado.

La próstata es una parte importante del sistema reproductor masculino. Está ubicada en la zona pélvica, justo debajo de la vejiga.

En los adultos jóvenes, la próstata tiene aproximadamente el tamaño de una pelota de ping-pong. Se agranda con la edad.

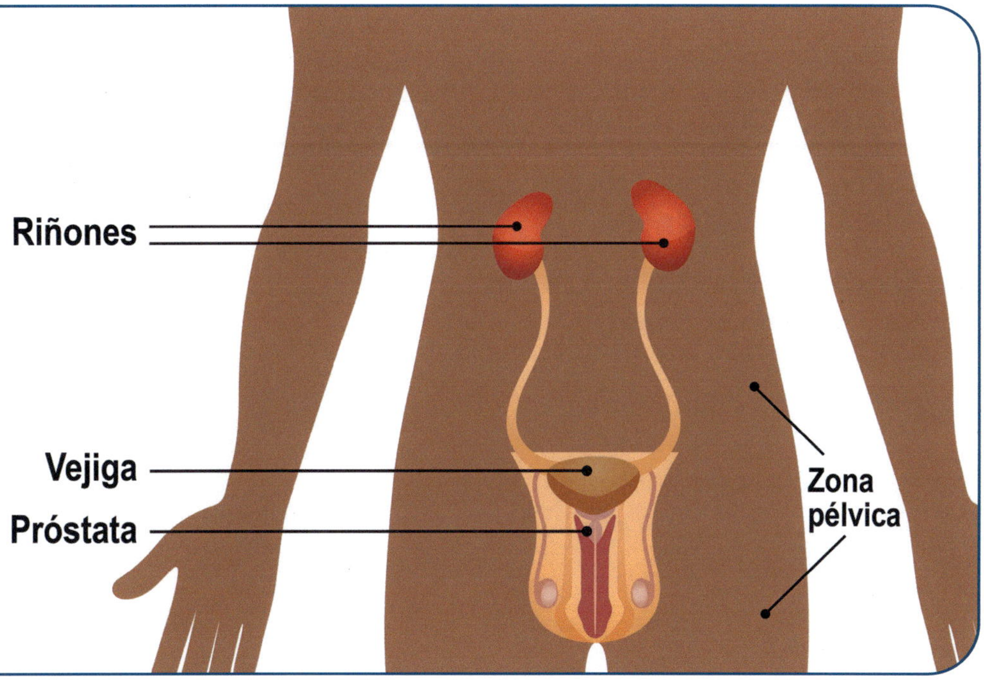

Estadio temprano

El cáncer de próstata en estadio temprano no se ha extendido a otros órganos. Por lo general, el cáncer se desarrolla lentamente y permanece dentro de la próstata. El cáncer que está contenido completamente dentro de la próstata también se denomina cáncer de próstata localizado.

Estadio avanzado

En el cáncer en estadio avanzado, las células cancerosas se han extendido más allá de la próstata a otras partes del cuerpo. Esta extensión se denomina metástasis o cáncer metastásico. El cáncer de próstata metastásico podría extenderse a los ganglios linfáticos, los huesos, el hígado, los pulmones u otros órganos.

Puede encontrar más información sobre el cáncer de próstata en estadio avanzado en NCCN.org/patientguidelines y en la aplicación NCCN Patient Guides for Cancer.

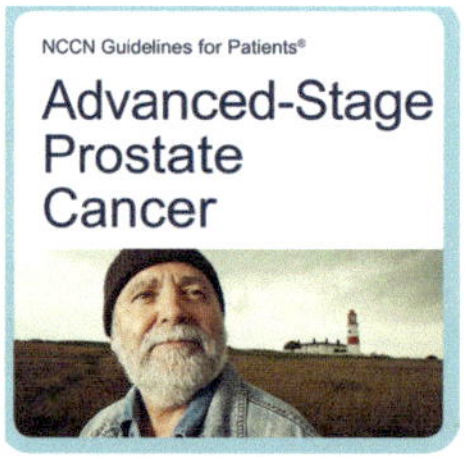

¿Cómo se trata el cáncer de próstata?

Los tratamientos recomendados para el cáncer de próstata en estadio temprano incluyen seguimiento activo, intervención quirúrgica, radioterapia y hormonoterapia.

El cáncer de próstata en estadio temprano es muy tratable y con frecuencia se puede curar. Cuanto antes se diagnostique y se trate el cáncer de próstata, hay más probabilidades de que el paciente viva sin cáncer.

Los científicos han aprendido mucho sobre el cáncer de próstata en los últimos años. En consecuencia, los métodos de detección optimizados y los tratamientos actuales funcionan mejor que los del pasado. Además, en la actualidad hay más opciones de tratamiento que nunca.

Sin embargo, muchas personas con cáncer de próstata en estadio temprano no necesitan recibir tratamiento de inmediato. Es más, la mayoría de las personas con cáncer en estadio temprano

Cómo es el cáncer de próstata en estadio temprano

El cáncer de próstata en estadio temprano no se ha extendido a otros órganos. Suele crecer lentamente y permanecer dentro de la próstata. También se lo conoce como cáncer de próstata localizado.

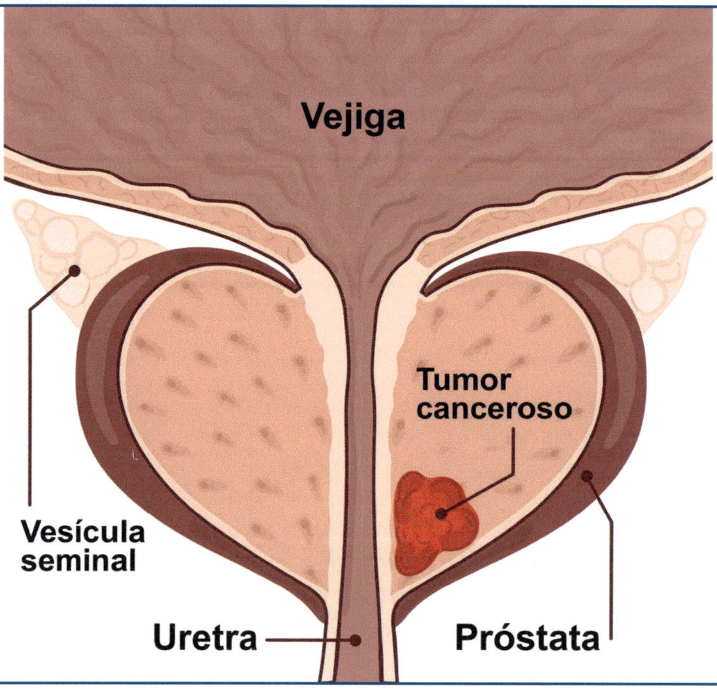

viven sin síntomas durante muchos años, y, en definitiva, usualmente fallecen por otras causas.

En lugar de tratamiento inmediato, muchas personas con cáncer de próstata en estadio temprano pueden controlar el cáncer inicialmente mediante un seguimiento activo.

Durante el seguimiento activo, le realizarán estudios periódicamente para controlarlo de cerca. Pero no recibirá tratamiento, a menos que el tumor crezca o cambie de manera tal que requiera algún tipo de tratamiento.

El objetivo del seguimiento activo es evitar los efectos secundarios del tratamiento, con la opción de tratar el cáncer en el futuro si lo necesita. Muchas personas en seguimiento activo no necesitan nunca recibir tratamiento.

¿Cómo puedo recibir la mejor atención?

Luche por usted. Usted tiene un papel importante que desempeñar en su cuidado. Muchas personas se sienten más satisfechas cuando participan activamente en la planificación de su atención oncológica.

Las NCCN Guidelines for Patients le permitirán desempeñar un papel más importante en su atención. Hable sobre las recomendaciones de esta guía con su equipo de atención médica. Pregunte sobre sus opciones y comparta sus objetivos e inquietudes.

¿No sabe qué preguntar? No se olvide de que cuenta con apoyo. Es por eso que incluimos sugerencias de preguntas al final de cada capítulo.

Siga leyendo para encontrar la mejor atención posible.

Cómo puede ayudar esta guía

Tomar decisiones sobre la atención oncológica es estresante. Tiene mucho por aprender y no sabe lo que le depara el futuro.

Utilice esta guía para obtener la información y el apoyo que necesita.

Los pacientes, los médicos y otros profesionales de la salud confían en las NCCN Guidelines for Patients. En esta guía, se utiliza un lenguaje claro y cotidiano para explicar las recomendaciones actuales sobre el tratamiento del cáncer y están elaboradas por expertos respetados en el campo. Las recomendaciones se basan en las investigaciones más recientes y prácticas de los mejores centros oncológicos.

Su salud es única, por lo que su atención oncológica también debería serlo. A medida que lee esta guía, aprenderá sobre qué tratamientos tienen más probabilidades de ofrecer los mejores resultados para su caso. Así, tendrá más preparación para hablar con su equipo de atención médica.

“Ahora más que nunca, las personas con cáncer viven mejor y más tiempo gracias al poder de la investigación y los avances en los tratamientos”.

2

Síntomas y factores de riesgo del cáncer de próstata

Los investigadores del cáncer no saben exactamente qué hace que las células prostáticas se conviertan en células cancerosas, pero determinados factores pueden aumentar su riesgo. Las personas con cáncer de próstata suelen tener uno o más de estos factores de riesgo.

El cáncer de próstata es el segundo cáncer más común en los hombres estadounidenses y tiene una de las tasas de supervivencia más altas de todos los tipos de cáncer cuando se detecta de manera temprana.

¿Cuáles son los síntomas del cáncer de próstata?

El cáncer de próstata suele crecer lentamente y no presenta síntomas durante mucho tiempo. En efecto, la mayoría de los pacientes diagnosticados con cáncer de próstata en estadio temprano no tienen síntomas perceptibles.

Los síntomas son más habituales en las personas con cáncer de próstata avanzado.

Si una persona tiene síntomas de cáncer de próstata en estadio temprano, en general no se deben al cáncer sino a un problema no relacionado, como una afección llamada **agrandamiento de la próstata**.

El agrandamiento de la próstata (también llamada hiperplasia prostática benigna o HPB) es mucho más habitual que el cáncer de próstata. El agrandamiento de la próstata se presenta en casi la mitad de los hombres a los 60 años. Resulta aún más frecuente a medida que envejecen.

Con la HPB, la próstata agrandada puede empujar la vejiga y comprimir la uretra. Esto enlentece el flujo de la orina y puede causar la sensación de que no se ha vaciado completamente la vejiga.

Los síntomas del cáncer de próstata (cuando se presentan) son similares a los del agrandamiento de la próstata, que suelen incluir problemas para orinar (hacer pis). Puede ser difícil distinguir entre las dos afecciones con los síntomas únicamente. Estos son los síntomas de ambas afecciones:

- Dificultad para comenzar a orinar.
- Chorro de orina débil o lento.
- Sensación de que nunca se vacía completamente la vejiga.
- Necesidad imperiosa y repentina de orinar.
- Orinar con demasiada frecuencia, en particular, por la noche.

La HPB no causa cáncer de próstata ni se convierte en cáncer. No obstante, es importante que sepa que puede tener HPB y **también** cáncer de próstata.

¿Dónde se encuentra la próstata?

La próstata es una glándula ubicada en la zona pélvica, la zona que se encuentra entre las caderas. La próstata es importante para la reproducción sexual.

Próstata: glándula del sistema reproductivo masculino. Una glándula es un órgano que produce fluidos o sustancias químicas que el cuerpo necesita. La glándula prostática produce una proteína (antígeno prostático específico o PSA) que nutre y ayuda a trasmitir el semen. Además, la próstata contiene músculos que ayudan a impulsar el semen a través de la uretra durante la eyaculación.

Semen: fluido compuesto por líquidos de la próstata y las vesículas seminales como también espermatozoides de los testículos. Durante la eyaculación, el semen se libera del cuerpo a través de la uretra y sale a través del pene.

Uretra: tubo que transporta la orina desde la vejiga hasta que sale del cuerpo. La próstata envuelve la uretra justo debajo de la vejiga.

Vesículas seminales: dos glándulas que producen y almacenan otra parte del fluido que se transforma en semen. Las vesículas seminales se encuentran arriba de la próstata y detrás de la vejiga.

Vejiga: el órgano que retiene la orina.

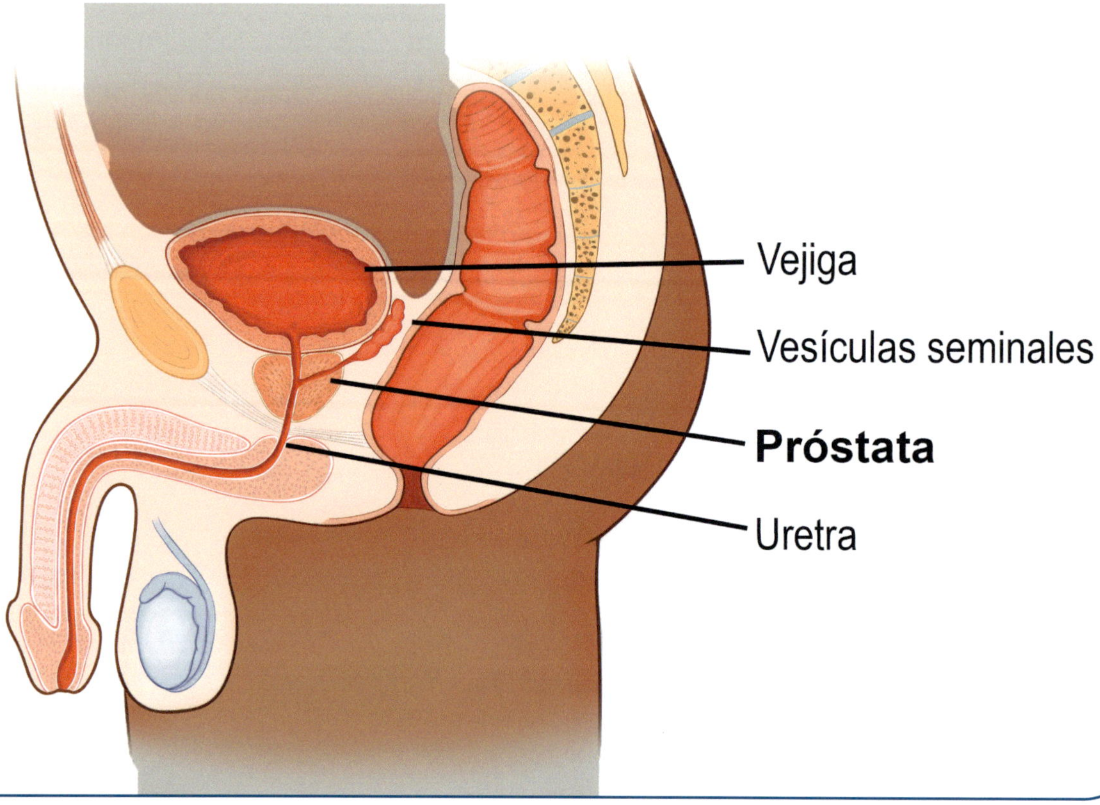

¿Cómo contraje cáncer de próstata?

Los investigadores del cáncer no saben qué hace que las células prostáticas crezcan de manera descontrolada (se conviertan en células cancerosas).

La realidad es que todas las personas con próstata corren el riesgo de padecer este tipo de cáncer; esto incluye a hombres y también a mujeres transgénero.

Varios factores se relacionan con un mayor riesgo de padecer cáncer de próstata. Estos se llaman factores de riesgo. Un factor de riesgo es algo que aumenta las probabilidades de tener cáncer. Los factores de riesgo no causan cáncer de próstata necesariamente, pero las personas con cáncer de próstata suelen tener uno o más de estos factores de riesgo:

Edad

El factor de riesgo más importante del cáncer de próstata es la edad. El cáncer de próstata suele diagnosticarse en personas mayores de 65 años. Su probabilidad de tener cáncer de próstata aumenta a medida que envejece.

Antecedentes familiares

Los antecedentes familiares son información sobre las enfermedades y afecciones de salud de su familia. Pueden reflejar un patrón de determinadas enfermedades en los integrantes de la familia. Tener un pariente cercano (hermano o padre) con cáncer de próstata significa que usted tiene más probabilidades de tenerlo.

Las personas con antecedentes familiares de ciertos tipos de cáncer (mama, ovario, colon, páncreas y otros) también pueden tener un mayor riesgo de padecer cáncer de próstata.

Factores genéticos

Si hay muchos casos de cáncer en su familia, pueden realizarse análisis genéticos para detectar cambios genéticos específicos relacionados con el cáncer de próstata y otros tipos de cáncer. Por ejemplo, tener un cambio genético hereditario en los genes *BRCA1* o *BRCA2* aumenta el riesgo de padecer cáncer de próstata y de que el cáncer crezca con mayor rapidez.

Raza

En los Estados Unidos, los hombres de raza negra tienen más probabilidades de presentar cáncer de próstata que los hombres de raza blanca. Es más probable que el cáncer de próstata en los hombres de raza negra se presente a una edad más temprana y sea más agresivo y avanzado cuando se lo diagnostica. Los hombres de raza negra también tienen el doble de probabilidades de morir de cáncer de próstata que los hombres de raza blanca.

Hay varios puntos que contribuyen a estas diferencias, como barreras para acceder a la atención médica (incluida la detección temprana), factores biológicos y genéticos, y otras causas. Los investigadores intentan comprender las razones de estas diferencias y qué se puede hacer para mejorar los resultados.

A la luz de estas cuestiones, se anima a los hombres de raza negra a hablar con sus médicos u otros profesionales de atención médica sobre la posibilidad de someterse a pruebas de detección más temprano y, tal vez, con más frecuencia de lo recomendado para los hombres con un riesgo promedio.

Alimentación y estilo de vida

No se ha demostrado que ningún tipo de alimentación cause cáncer de próstata ni lo prevenga. Sin embargo, se ha relacionado la ingesta de alimentos con mucha grasa, como la carne y los productos lácteos, con un mayor riesgo de padecer cáncer de próstata. El tabaquismo también aumenta los riesgos de tener cáncer de próstata y morir por esta enfermedad.

En cambio, quienes comen más frutas y verduras tienen menos riesgo de sufrir cáncer de próstata. Mantener un peso saludable mediante la alimentación y el ejercicio puede ralentizar el crecimiento del cáncer y reducir el riesgo de morir por su causa.

> **“El momento de recibir un diagnóstico de cáncer se parece mucho a comenzar a escalar una montaña: es terreno desconocido y no se puede ver la cumbre. Es importante tomar las cosas un día a la vez. Divida todo en partes más pequeñas y no gaste energía emocional en las cosas que no puede controlar”.**

Puntos clave

- Todas las personas con próstata tienen riesgo de tener este tipo de cáncer.
- En la mayoría de las personas, el cáncer de próstata se desarrolla lentamente y permanece dentro de la próstata.
- La mayoría de las personas con cáncer de próstata en estadio temprano no tiene síntomas. Y no todos los hombres diagnosticados con cáncer de próstata necesitan recibir tratamiento.
- La edad es el factor de riesgo principal del cáncer de próstata. A medida que envejece, su probabilidad de tener cáncer de próstata aumenta.
- Las personas con antecedentes familiares de ciertos tipos de cáncer también pueden tener un mayor riesgo de padecer cáncer de próstata.

Preguntas para hacer

- Si no tengo ningún síntoma, ¿necesito tratamiento?
- ¿Mi cáncer de próstata es hereditario?
- Si tengo un familiar con cáncer de próstata, mama u ovario, ¿cómo aumenta esto mi riesgo de padecer cáncer de próstata?
- ¿Qué probabilidades hay de que el cáncer ya se haya extendido de la próstata a otra parte del cuerpo?
- ¿Ofrece este hospital o centro oncológico el mejor tratamiento para mí?

3

Estudios para diagnosticar el cáncer de próstata en estadio temprano

Es necesario realizar varios estudios para diagnosticar el cáncer de próstata y saber si se trata de cáncer en estadio temprano o en estadio avanzado. Los resultados de estos estudios ayudarán a sus médicos y equipo de atención a planificar el mejor tratamiento para usted.

Acerca de los estudios

Los profesionales de atención médica usan una variedad de estudios para detectar el cáncer de próstata y para determinar el estadio.

Las pruebas se utilizan para planificar el tratamiento, comprobar qué tan bien funciona el tratamiento y controlar su salud después de completarlo.

Este capítulo le servirá para saber qué estudios podrían hacerle y qué debe esperar al realizarse cada uno de ellos. No todas las personas con cáncer de próstata se someterán a todos los estudios que se mencionan aquí. Consulte la **Guía 1**.

Estudios habituales de la próstata

Los estudios habituales de la próstata se utilizan para detectar la posibilidad de cáncer de próstata en personas sin síntomas, que suele ser el caso más frecuente.

Estos estudios también se utilizan en las personas diagnosticadas con cáncer de próstata para hacer un seguimiento del cáncer y comprobar si el tratamiento está funcionando.

Estos dos estudios son la prueba de antígeno prostático específico (PSA) y el tacto rectal.

Análisis de PSA

Es un análisis de sangre que mide el nivel de PSA en el torrente sanguíneo. El PSA es una proteína que se produce dentro de la próstata. Su función es ayudar al semen a transportar los espermatozoides. Si bien la mayor parte del PSA se encuentra en el semen, también llega un poco de este al torrente sanguíneo.

Guía 1
Posibles estudios para diagnosticar el cáncer de próstata en estadio temprano

Estudios habituales de la próstata

- Análisis de PSA
- Tacto rectal

Pruebas médicas generales

- Antecedentes médicos
- Antecedentes familiares
- Evaluación de síntomas y calidad de vida
- Análisis de sangre y orina

Estudios de diagnóstico por imágenes

- RM
- TC
- TEP (TEP/TC, TEP/RM)
- Gammagrafía ósea

Biopsia

Pruebas genéticas y de biomarcadores

- Prueba de biomarcadores
- Análisis genéticos para el riesgo hereditario

Todas las células prostáticas, tanto las normales como las cancerosas, producen PSA. Si hay algún problema con la próstata, como el cáncer, puede secretar más PSA en el torrente sanguíneo. Un nivel inusualmente alto de PSA en la sangre podría ser un indicio de cáncer de próstata. Del mismo modo, si el PSA aumenta después del tratamiento, esto puede indicar que está perdiendo eficacia.

Sin embargo, la edad y otros factores, como el agrandamiento de la próstata o una infección de las vías urinarias, también pueden causar un aumento de los niveles de PSA.

Esto significa que el análisis de PSA por sí mismo no puede brindar un diagnóstico de cáncer de próstata. Por eso, el análisis de PSA suele acompañarse con estudios de diagnóstico por imágenes o un tacto rectal, o ambos, para decidir si se debe realizar una biopsia.

El nivel de PSA (también llamado PSA total) se mide en nanogramos de PSA por mililitro (ng/ml) de sangre.

> **"Defienda sus intereses. Converse con alguien que haya pasado por lo mismo que usted. Haga muchas preguntas, incluso las que tenga miedo de hacer. Tiene que protegerse y cerciorarse de tomar las mejores decisiones y recibir la mejor atención para su caso en particular".**

Tacto rectal

El médico introduce un dedo enguantado y lubricado en el recto para palpar la próstata y detectar si hay signos de cáncer. Una próstata con partes irregulares o endurecidas podría indicar la presencia de un tumor.

Análisis de PSA

El antígeno prostático específico (PSA) es una proteína que se produce en la próstata. Si hay algún problema con la próstata, esta puede secretar más PSA. Un nivel inusualmente alto de PSA en la sangre podría ser un indicio de cáncer de próstata.

No obstante, un nivel alto de PSA no significa automáticamente que tiene cáncer de próstata. En cambio, es una señal de advertencia de que es posible que necesite realizarse más estudios.

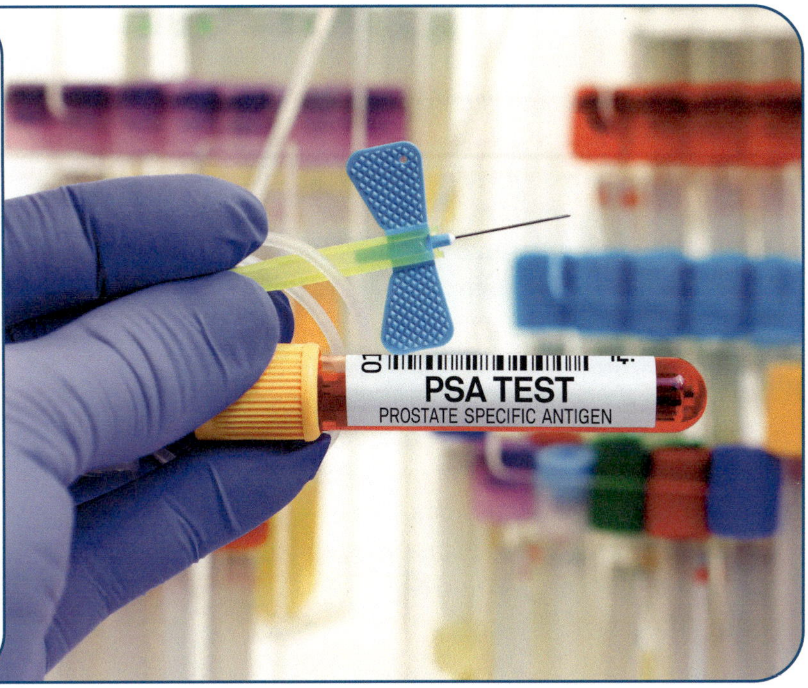

El tacto rectal (también llamado examen de próstata) puede ser un estudio incómodo y molesto. No obstante, es la manera más simple y directa de comprobar el tamaño y la textura de la próstata.

Sin embargo, no se pueden palpar todas las partes de la próstata durante el examen de tacto rectal. Por ello, se suele acompañar con un análisis de PSA y evaluar otros factores, como su edad, raza, antecedentes familiares, etc., para determinar si necesita otros estudios.

Algunos médicos no recomiendan el tacto rectal porque no es muy bueno para detectar el cáncer por sí solo. Por lo tanto, es posible que su médico le deje a usted la decisión de si desea someterse a la intervención. Los expertos de la NCCN afirman que el tacto rectal es más útil en las personas que tienen un nivel de PSA más elevado.

No le tema al tacto rectal

Este examen es la manera más simple y directa de comprobar el tamaño y la textura de la próstata. Aunque puede ser incómodo, dura menos de un minuto.

Pruebas médicas generales

Antecedentes médicos

Su equipo de atención médica necesita contar con toda su información de salud. Le preguntará por los problemas de salud y tratamientos que ha recibido en su vida. Prepárese para hablar de las enfermedades o lesiones que ha tenido y cuándo ocurrieron. Además, informe a su equipo de atención médica sobre cualquier síntoma que tenga.

Tacto rectal

Un examen de tacto rectal es un procedimiento en el que el médico introduce un dedo a través del recto para palpar la próstata. Una próstata con partes irregulares o endurecidas podría indicar la presencia de un tumor.

Sin embargo, no se pueden palpar todas las partes de la próstata durante este examen. Por lo tanto, se utilizan otras pruebas, como el nivel de PSA y los estudios de diagnóstico por imágenes, para obtener una imagen más completa de la salud de su próstata.

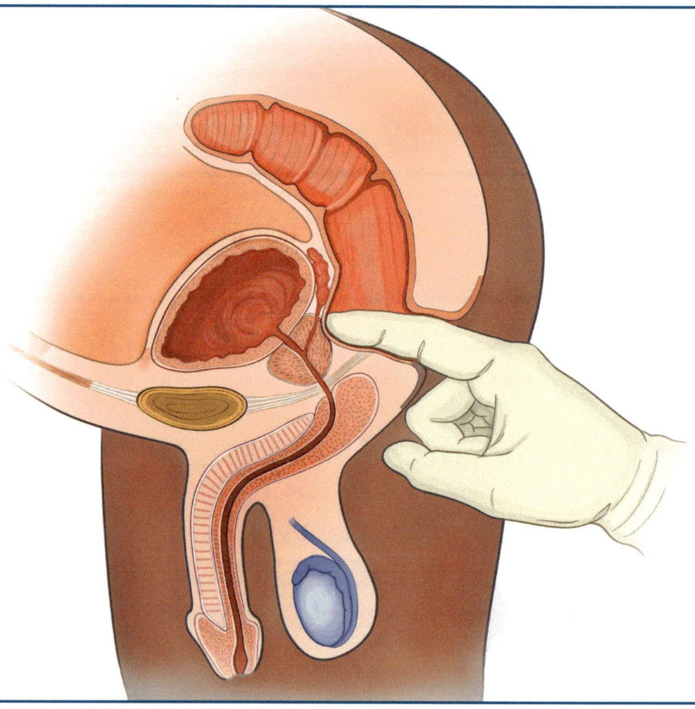

Lleve una lista de los medicamentos que toma habitualmente, incluso los de venta libre, las hierbas medicinales o los suplementos. Algunos de ellos (como la palma enana americana, la hierba de San Juan o la finasterida [Propecia] para la caída del cabello) pueden causar cambios en sus niveles de PSA; por eso, su equipo de atención médica debe saber si los está tomando.

Antecedentes familiares

Al igual que otras enfermedades, algunos tipos de cáncer pueden ser hereditarios.
El equipo de atención médica le preguntará sobre los antecedentes médicos de sus familiares consanguíneos. Esta información se llama antecedentes familiares.

Es importante preguntarles a los parientes de ambos lados de la familia sobre todos los antecedentes de cáncer, no solo de cáncer de próstata. Pregunte a sus familiares si algún pariente ha tenido cáncer, a qué edad se le diagnosticó y si alguien murió a causa de ello.

Pregunte también a sus familiares por otros problemas de salud, como enfermedades cardíacas, accidentes cerebrovasculares y diabetes. Comparta esta información y cualquier cambio en los antecedentes familiares con su equipo de atención médica.

Síntomas y calidad de vida

Su médico u otro miembro de su equipo de atención le hará una serie de preguntas sobre los síntomas que pueda tener (como orinar con frecuencia, dificultad para orinar o defecar, o problemas sexuales). También le preguntarán cómo afectan estos síntomas su calidad de vida.

La calidad de vida se refiere a su satisfacción general con respecto a su bienestar y su capacidad para participar en actividades cotidianas. Es importante responder a todas estas preguntas de manera honesta y completa para que su equipo de atención médica pueda realizar una evaluación total y actualizada de su estado.

Análisis de sangre y orina

Para realizar un análisis de sangre, se introduce una aguja en la vena del brazo a fin de extraer una muestra de sangre. La muestra se examina

Cuando acuda a una consulta médica, hágalo acompañado por alguien que escuche, haga preguntas y escriba las respuestas.

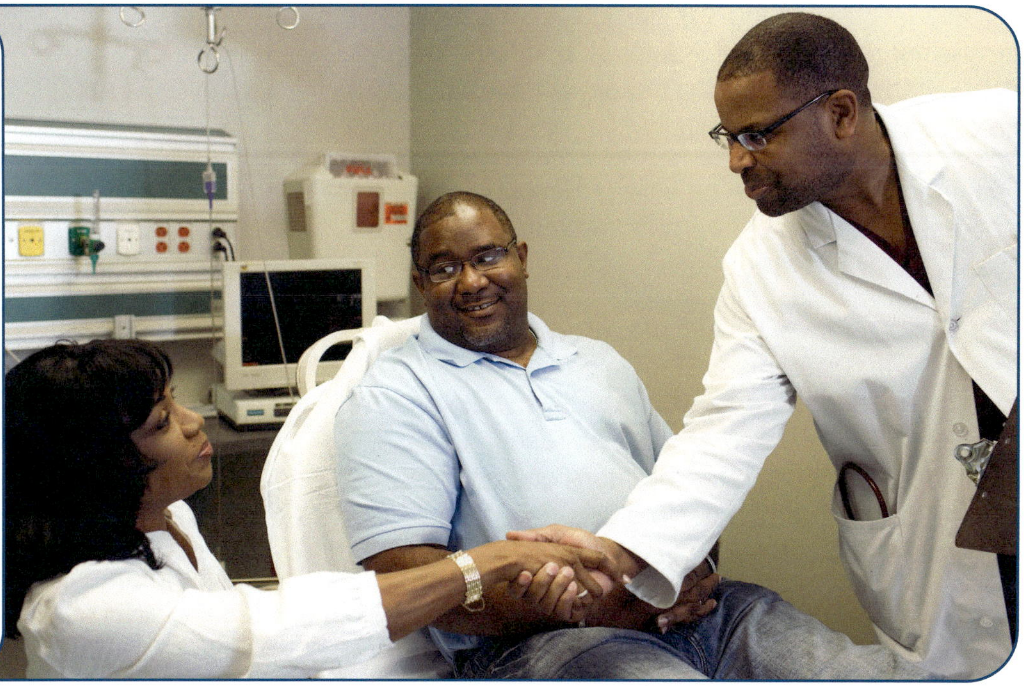

en un laboratorio donde se estudian las células, proteínas y otros componentes de la sangre para detectar si hay signos de la enfermedad u otras afecciones.

Si su nivel de PSA es alto, puede que deba realizarse otros análisis de sangre u orina.

Estudios de diagnóstico

Si en el análisis de PSA, el examen de tacto rectal, los análisis de sangre u orina, u otros factores (como los antecedentes familiares, la raza o la edad) hay indicios de cáncer de próstata, le recomendarán realizarse estudios de diagnóstico. Los estudios de diagnóstico se utilizan para confirmar que usted tiene cáncer.

Incluyen estudios de diagnóstico por imágenes, biopsias y estudios genéticos.

Estudios de diagnóstico por imágenes

En los estudios de diagnóstico por imágenes, se toman fotografías (imágenes) del interior del cuerpo. Las imágenes pueden revelar la presencia de cáncer, su tamaño, ubicación y otras características como el tamaño de la próstata propiamente dicha. Las imágenes pueden mostrar dónde comenzó el cáncer (tumor primario) y si se ha extendido (hizo metástasis).

Las imágenes también se utilizan después del tratamiento del cáncer para determinar si funcionó y comprobar si ha regresado.

Después de realizar el estudio, un radiólogo estudiará las imágenes. El radiólogo es un experto en lectura de estudios de diagnóstico por imágenes. El radiólogo enviará los resultados a su equipo de atención médica para que analice los resultados con usted. No olvide preguntar cualquier duda que tenga.

Entre los métodos de estudios por imágenes para detectar el cáncer de próstata se incluyen RM, TC, TEP, gammagrafía ósea, o una combinación de ellas.

RM

La resonancia magnética (RM) usa ondas de radio e imanes potentes para generar una imagen detallada del cáncer dentro de la próstata. También se usa para determinar si el cáncer se ha

¿Quién forma parte de su equipo de atención médica?

El tratamiento del cáncer de próstata requiere un abordaje en equipo. Algunos integrantes del equipo de atención médica estarán con usted durante todo el tratamiento, en tanto otros estarán presentes durante ciertos momentos.

Los miembros de su equipo deben comunicarse entre sí y trabajar juntos para aportar los mejores conocimientos de cada especialidad.

Los miembros que lideren su equipo deben incluir especialistas en cáncer de próstata como el urólogo, el radiooncólogo y el médico oncólogo.

Otros miembros habituales del equipo son el médico de atención primaria, personal de enfermería, el fisioterapeuta, el auxiliar médico, el profesional de salud mental, el asesor genético, el farmacéutico, el orientador del paciente, el trabajador social, el terapeuta sexual y el nutricionista o dietista, entre otros.

extendido a los ganglios linfáticos cercanos o a los huesos de la pelvis.

El resonador es una máquina grande que tiene un túnel en el centro. Esta máquina hace mucho ruido, pero puede usar tapones para los oídos o escuchar música con auriculares.

La RM de la próstata puede ayudar a decidir si se necesita realizar una biopsia. La RM se suele hacer antes de una biopsia para localizar zonas sospechosas de la próstata en donde se deben tomar muestras durante la biopsia.

Con más frecuencia, se utiliza después del diagnóstico para determinar si el cáncer ha avanzado fuera de la próstata o ha tomado los ganglios linfáticos. Puede ayudar a planificar el tratamiento o decidir si es adecuado realizar un seguimiento activo. La RM también se puede usar después del tratamiento para verificar si el cáncer ha regresado (recidiva).

Como la RM usa imanes, no puede llevar ningún objeto metálico (como teléfono, alhajas, reloj pulsera o cinturón con hebilla metálica) a la sala de diagnóstico por imágenes.

TC

Si la opción de RM no está disponible o no se recomienda para usted, podrían indicarle una exploración por tomografía computarizada (TC o TAC). La exploración por TC toma muchas radiografías del cuerpo desde distintos ángulos. Una computadora combina las imágenes de las radiografías para obtener una serie de imágenes de sección transversal de la zona pélvica.

La TC suele utilizarse después del diagnóstico para determinar la extensión del cáncer en el cuerpo (el estadio de su cáncer).

TEP

La tomografía por emisión de positrones (TEP) resalta las células del cuerpo que pueden ser cancerosas. Se realiza después del diagnóstico para determinar la extensión del cáncer o para ver si ha hecho metástasis. Este estudio también puede mostrar si el tratamiento está funcionando.

La TEP requiere inyectar una sustancia radioactiva, llamada radiomarcador, en el torrente sanguíneo. Este se dirige a las células cancerosas, que aparecen como puntos brillantes en la exploración.

TEP

La tomografía por emisión de positrones (TEP) resalta las células del cuerpo que pueden ser cancerosas. Se realiza después del diagnóstico para determinar la extensión del cáncer o para ver si ha hecho metástasis. Este estudio también puede mostrar si el tratamiento está funcionando.

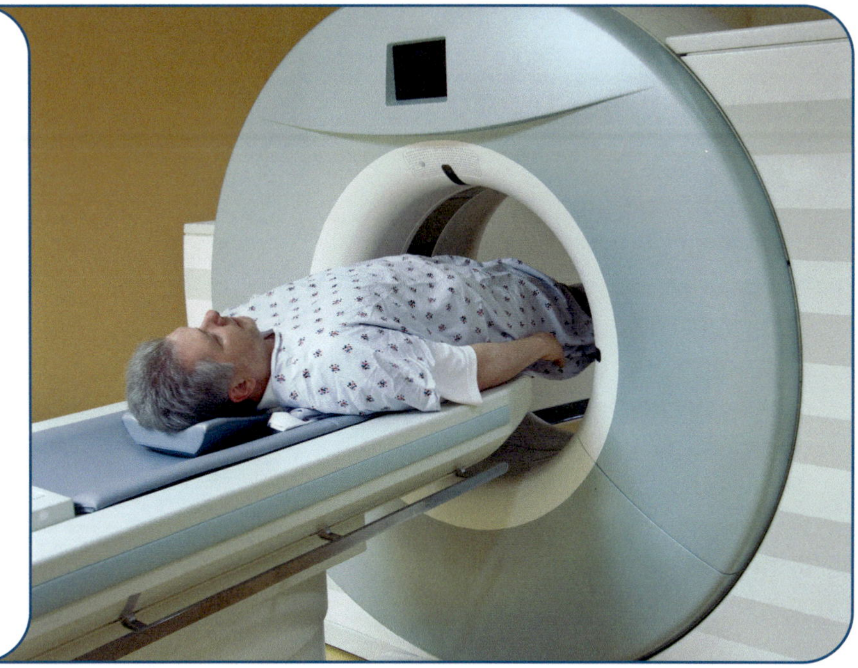

Dado que la TEP utiliza un método diferente, suele combinarse con la TC o la RM para obtener una imagen aún más detallada. Estos métodos de estudio combinados se llaman TEP/TC y TEP/RM.

Gammagrafía ósea

La gammagrafía ósea puede detectar si el cáncer se ha extendido a los huesos. Este estudio se puede hacer si tiene dolor en los huesos, si tiene un alto riesgo de metástasis óseas o si hay cambios en ciertos resultados del estudio. Es posible que también se utilicen gammagrafías óseas para controlar la acción del tratamiento.

Una gammagrafía ósea utiliza un radiomarcador para tomar imágenes del interior de los huesos. Antes de que se tomen las imágenes, se inyectará el radiomarcador en el torrente sanguíneo.

Una cámara especial tomará imágenes del radiomarcador en los huesos. Las zonas con daño óseo absorben más radiomarcador que los huesos sanos. El daño óseo puede producirse por el cáncer, el tratamiento contra el cáncer u otros problemas de salud. Estas zonas dañadas aparecen como puntos brillantes en las exploraciones.

Biopsia

Aunque un nivel de PSA elevado y un examen de tacto rectal anormal son signos de un posible cáncer de próstata, la única forma de confirmarlo es mediante una biopsia.

Una biopsia es un procedimiento en el que se extrae una muestra de células o tejido del cuerpo y se analiza para detectar cáncer. Usted y sus médicos decidirán cuándo debe realizarse una biopsia o si es necesaria.

Se puede realizar en un centro quirúrgico con sedación o en el consultorio de su médico con anestesia local para mitigar el dolor. Si se hace en el consultorio, se debe acostar de lado con las rodillas dobladas o de espaldas con las piernas elevadas.

El médico introducirá una sonda lubricada en el recto. La sonda proporciona imágenes ecográficas que le permiten al equipo de atención médica ver la próstata dentro del cuerpo. Las RM de la próstata se puede combinar con la ecografía si en la RM realizada antes de la biopsia se observaron lesiones preocupantes.

Exploración por TEP/TC del cáncer de próstata

Este estudio combina una TEP y TC para mostrar una sección transversal de la zona pélvica. El círculo verdoso del centro de la imagen identifica la presencia de cáncer en la próstata, mientras que el punto rojo intenso indica que el cáncer se ha extendido a los ganglios linfáticos de la zona pélvica.

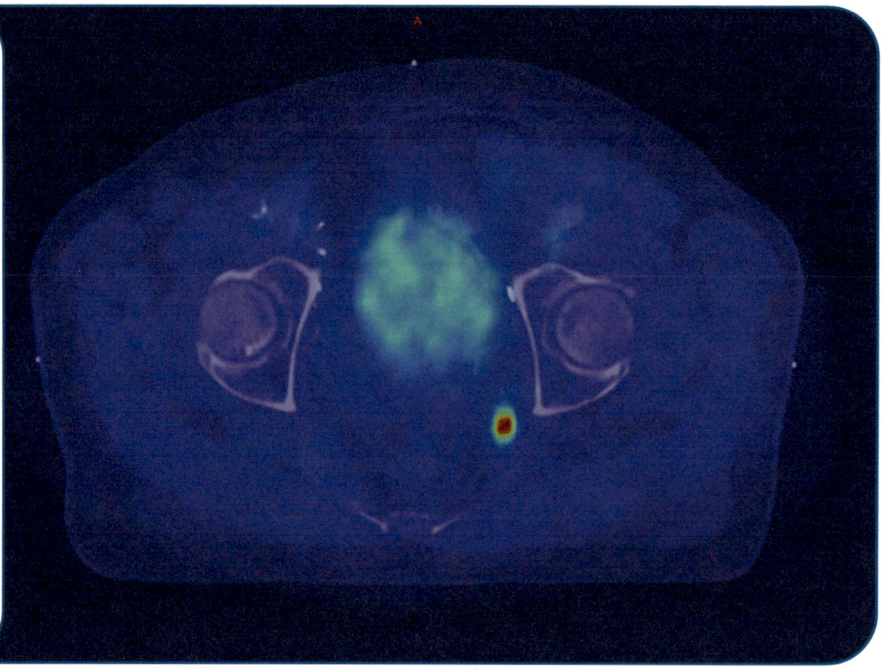

Con la ecografía (con o sin RM) como guía, su médico introducirá una aguja hueca a través del recto o del perineo (la piel entre el ano y el escroto) hasta la próstata.

Cuando se retira la aguja, se extrae una pequeña muestra de tejido prostático llamada cilindro tisular. Cada cilindro tiene solo el tamaño de un grano de arroz.

Por lo general, el médico tomará al menos 12 muestras de diversas partes de la próstata, así como varias muestras específicas de zonas sospechosas de la próstata identificadas en la RM. Analizar diferentes zonas proporciona una evaluación más completa del cáncer en toda la glándula.

Una vez extraídas las muestras de la biopsia, un especialista llamado anatomopatólogo las examinará con un microscopio y realizará pruebas para detectar células cancerosas.
El anatomopatólogo determina cuántos cilindros tisulares presentan cáncer y también mide el porcentaje de cáncer en cada uno de ellos.

Con esta información, el anatomopatólogo puede estimar la cantidad de cáncer en la próstata y lo agresivo que puede ser. Además, identificar dónde se tomó cada cilindro tisular permite a su equipo saber si el cáncer se concentra en una determinada sección de la próstata.

El anatomopatólogo vuelca estos resultados en un informe. Pida a su médico o a otro miembro de su equipo de atención médica que revise el informe anatomopatológico con usted.

Es común tener que realizarse más de una biopsia si está en la fase de seguimiento activo. Se realizará una biopsia para determinar el diagnóstico y normalmente otra al año (llamada biopsia confirmatoria) para determinar si se han producido cambios con el tiempo.

La mayoría de las biopsias son seguras, pero a veces pueden causar complicaciones. Las complicaciones pueden incluir infección, sangrado del recto o presencia de sangre en la orina, las heces o el semen. Suelen desaparecer después de unos días. La sangre en el semen puede tardar más tiempo en desaparecer.

Biopsia de la próstata

En una biopsia, se extrae una muestra de tejido para detectar si hay cáncer. Aquí presentamos una biopsia transperineal, en la que se introduce una aguja en la próstata a través del perineo. La sonda ecográfica, que se introduce a través del recto, ayuda al médico a guiar la aguja hacia la próstata. La RM de la próstata se puede combinar con la ecografía para ofrecer una imagen bien precisa del cáncer.

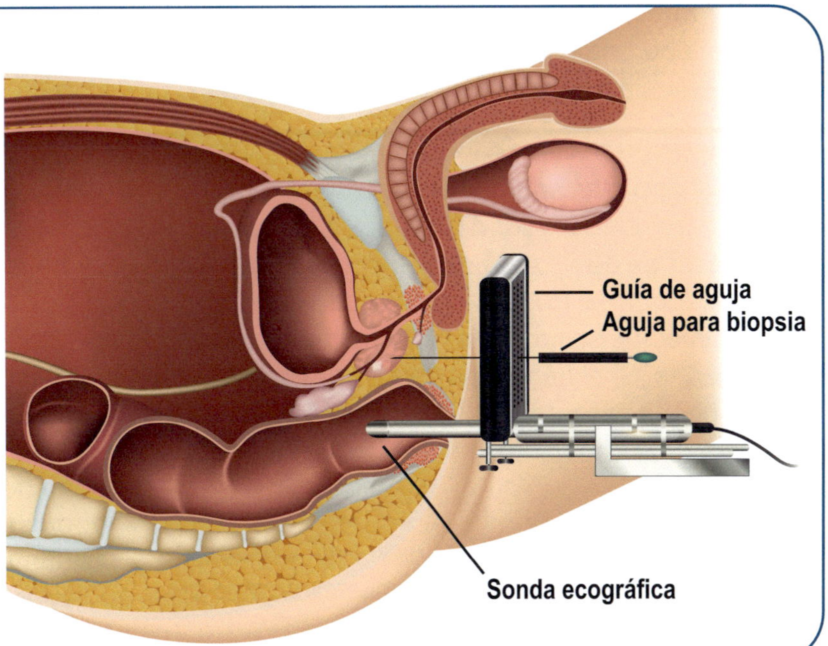

También es importante saber que una biopsia no hará que el cáncer de próstata se extienda o empeore.

Prueba de biomarcadores

Un biomarcador es algo que se encuentra en su cuerpo que se puede medir para obtener información sobre su salud.

En la atención del cáncer, un biomarcador es una característica que se puede utilizar para identificar determinadas células cancerosas.
El tratamiento dirigido a estas características puede encontrar y destruir estas células.
Por ejemplo, determinadas mutaciones (cambios) en el ADN del tumor son biomarcadores, que pueden atacarse con tratamientos específicos.
Las pruebas de biomarcadores buscan detectar esos cambios.

Las pruebas de biomarcadores, también llamadas pruebas de mutación tumoral o identificación tumoral, se suelen realizar en un trozo del tejido tumoral extirpado durante una biopsia o intervención quirúrgica, o en una muestra de sangre.

Es importante saber que las pruebas de biomarcadores pueden ayudar a guiar el tratamiento. Pueden detectar si el cáncer de una persona tiene una mutación que se puede tratar con un tratamiento específico para esa mutación.

Las pruebas de biomarcadores también pueden proporcionar pistas sobre si el cáncer presenta un riesgo menor o mayor de crecer y propagarse. Si el cáncer es de riesgo bajo, es posible que pueda posponer el tratamiento, lo que también evita los efectos secundarios y las complicaciones relacionadas. Si el cáncer es de alto riesgo, su médico puede recomendarle que empiece el tratamiento de inmediato.

Las pruebas de biomarcadores son diferentes de las pruebas genéticas hereditarias. Las pruebas de biomarcadores detectan las mutaciones somáticas de los genes. Las mutaciones somáticas (o adquiridas) ocurrieron durante su vida y no pueden transmitirse en las familias.

Pregunte a su equipo de atención médica si las pruebas de biomarcadores son una opción para usted.

> **“Es importante saber que una biopsia no hará que el cáncer de próstata se extienda o empeore”.**

Análisis genéticos para el riesgo hereditario

Las pruebas genéticas detectan mutaciones de estirpe germinal (heredadas) que se transmiten de padres a hijos.

La mayoría de los tumores de próstata no son hereditarios. Sin embargo, si tiene antecedentes familiares de ciertos tipos de cáncer o si tiene cáncer de próstata de riesgo más alto, su médico podría sugerirle realizar análisis genéticos para determinar si tiene riesgo de cáncer de estirpe germinal (hereditario).

Su médico puede hablar con usted sobre los estudios o derivarlo a un asesor genético, que es un experto especialmente capacitado en enfermedades genéticas. Este profesional puede ayudar a decidir si usted es un buen candidato para someterse a análisis genéticos, incluido si su riesgo es lo suficientemente alto como para que merezca la pena realizarlos. Si le realizan una prueba genética, un asesor genético puede interpretar los resultados de estos estudios.

Para obtener más información sobre los análisis genéticos del cáncer de próstata hereditario, consulte *NCCN Guidelines for Patients: Análisis genéticos para cáncer hereditario de mama, ovario, páncreas y próstata disponible* en NCCN.org/patientguidelines y en la aplicación NCCN Patient Guides for Cancer.

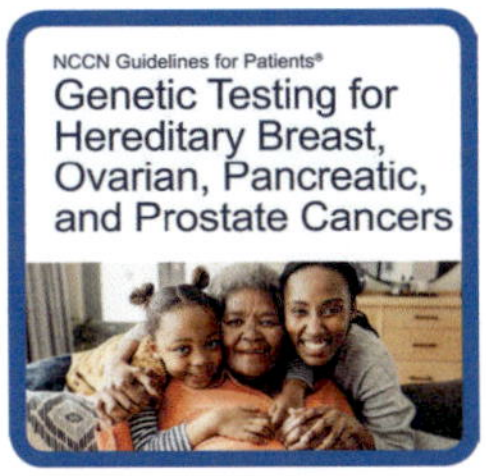

Puntos clave

- Un nivel alto o en aumento del antígeno prostático específico (PSA) en el torrente sanguíneo podría ser un indicio de cáncer de próstata.
- El examen de tacto rectal es la manera más simple de comprobar el tamaño y la textura de la próstata.
- Para confirmar el cáncer de próstata (diagnóstico), se debe realizar una biopsia. Es un procedimiento en el que se extraen muestras de células o tejido para detectar cáncer.
- Se pueden realizar estudios de diagnóstico por imágenes para determinar si el cáncer se ha extendido más allá de la próstata.
- La RM de la próstata puede ayudar a decidir si se necesita realizar una biopsia.
- Los análisis genéticos se utilizan para saber si tiene un riesgo hereditario de cáncer.
- Las pruebas de biomarcadores buscan cambios específicos que se pueden utilizar para identificar determinadas células cancerosas. El tratamiento puede dirigirse hacia algunos de estos biomarcadores.

Preguntas para hacer

- ¿Qué estudios tendré que hacerme? ¿Cómo me preparo para los estudios?
- ¿Los estudios tienen algún riesgo?
- ¿Alguno de los estudios es doloroso?
- ¿Cuáles son las ventajas y desventajas de realizarse análisis genéticos?
- ¿Cuándo sabré los resultados de los estudios y quién me los explicará?

¿Cuál es el siguiente paso?

Le han hecho varias pruebas para averiguar si tiene cáncer de próstata. Luego, su equipo de atención médica usará esos resultados para determinar si el cáncer de próstata tiene un riesgo alto o bajo.

Una vez que se haya identificado su nivel de riesgo, su equipo evaluará si necesita tratamiento y, de ser así, cuál será su plan de tratamiento.

4

Evaluación del riesgo

Es importante conocer el riesgo de que empeore su cáncer. Su equipo de atención médica examinará características clave del cáncer para evaluar este riesgo. Este capítulo explica cada una de estas características.

Después de que le digan que tiene cáncer, su siguiente pensamiento puede ser: "¿Cuándo debería comenzar el tratamiento para eliminarlo?".

Es un hecho que muchas personas con cáncer de próstata en estadio temprano no necesitan tratamiento de inmediato. Muchas no lo necesitan nunca.

Para determinar cuándo se debería comenzar el tratamiento, su médico o equipo de atención realizará una evaluación de riesgos. Esta implica determinar la probabilidad del cáncer de permanecer dentro de la próstata o diseminarse fuera de ella.

La evaluación de riesgos también considera si el cáncer puede reaparecer después del tratamiento (recidiva) y, de ser así, si se puede controlar con un tipo diferente de tratamiento.

Para evaluar los riesgos, sus médicos usan las siguientes herramientas: **grupos de riesgo**, **esperanza de vida**, **nomogramas** y **análisis de riesgo especializados**. Analicemos cada una de estas herramientas de evaluación.

Grupos de riesgo

¿Por qué debe conocer su grupo de riesgo? Porque su grupo de riesgo es la base de su pronóstico.

El pronóstico predice la evolución y el resultado probables de una enfermedad. Su pronóstico guía sus opciones de tratamiento. Por ejemplo, las personas con menor riesgo suelen recibir un tratamiento mínimo o ningún tratamiento en absoluto. Las personas con mayor riesgo suelen recibir un tratamiento más agresivo.

Cualquier persona con próstata tienen riesgo de tener este tipo de cáncer. Pero su probabilidad de tener cáncer de próstata aumenta a medida que envejece.

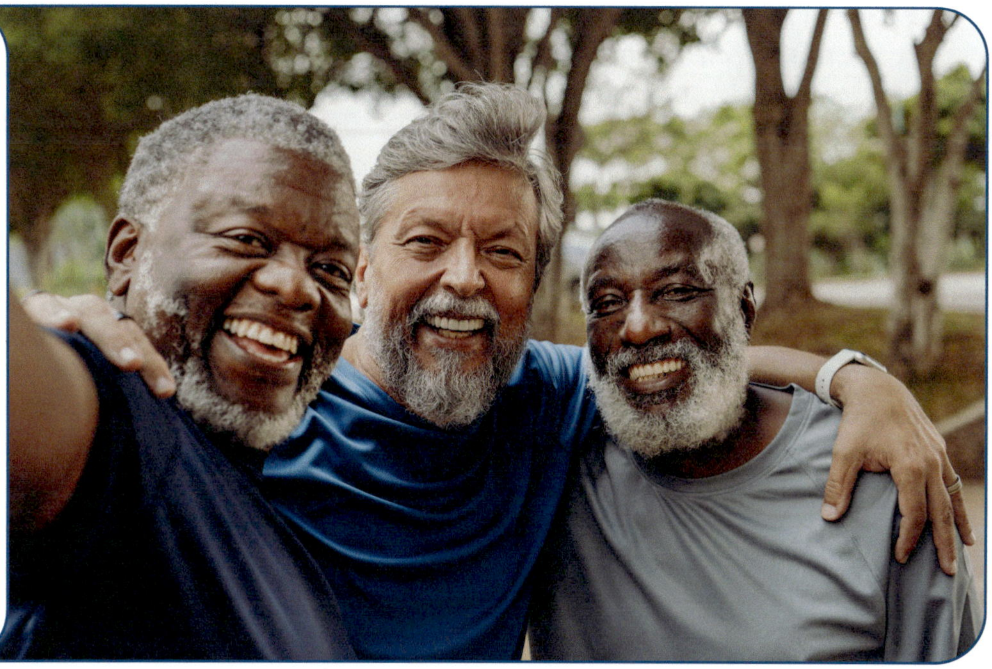

“

Es normal tener días malos, pero no se dé por vencido. La actitud positiva ayuda mucho”.

Su enfermedad se clasificará en uno de los cinco grupos de riesgo diferentes, desde riesgo muy bajo hasta riesgo muy alto. Su grupo de riesgo se basará en las siguientes características clínicas de su cáncer: nivel de PSA, grupo de grado, estadio tumoral y resultados de la biopsia.

Nivel de PSA

Con un simple análisis de sangre sabrá cuánto antígeno prostático específico (PSA) hay en su torrente sanguíneo. Un nivel alto de PSA puede indicar riesgo de padecer cáncer de próstata. Sin embargo, los niveles altos de PSA pueden variar según la edad, la raza y otros factores.

- **Edad:** el nivel de PSA tiende a aumentar con la edad. Para las personas de 40 años, un nivel de PSA superior a 2,5 ng/ml puede ser un indicio de cáncer de próstata. Para las personas de 50 años y más, el indicio es de 3,0 ng/ml o más. Un nivel de PSA de 10 ng/ml o más es una señal de peligro a cualquier edad.
- **Raza:** los niveles normales de PSA tienden a ser más altos en los hombres de raza negra que en los hombres de raza blanca, aproximadamente 1 punto más alto en promedio en los hombres de la misma edad. Los investigadores no saben la razón de esta diferencia, pero la están investigando.
- **Agrandamiento de la próstata:** cuanto más grande es la próstata, más PSA puede producir. Otros problemas de salud, además del cáncer, pueden causar agrandamiento de la próstata.
- **Relaciones sexuales y ejercicio:** el PSA puede aumentar después de eyacular o de hacer ejercicios vigorosos. Su médico puede recomendarle que evite tener relaciones sexuales y hacer ejercicio durante 1 o 2 días antes de realizarse un análisis de PSA. Este breve descanso permite que el PSA vuelva a su nivel habitual.
- **Medicamentos y suplementos:** algunos medicamentos, hierbas y suplementos también pueden afectar el nivel de PSA.
- **Biopsia:** el nivel de PSA aumenta temporalmente después de una biopsia de próstata.

Sin embargo, el nivel de PSA no es la única forma de evaluar todo el panorama. Hay otras maneras de interpretar el PSA, como su densidad.

Densidad del PSA

Si tiene agrandamiento de la próstata, es posible que tenga un nivel de PSA más elevado. Pero esto no significa que tenga un mayor riesgo de cáncer de próstata. Del mismo modo, las personas con próstatas pequeñas o muy pequeñas y bajos niveles de PSA no necesariamente tienen un menor riesgo.

Para adaptarse a esto, su equipo de atención médica puede calcular la densidad del PSA.

La densidad del PSA es la cantidad de PSA en comparación con el tamaño de la próstata. Una densidad del PSA más elevada indica una mayor probabilidad de cáncer.

Grupo de grado

Si se encuentran células cancerosas en sus muestras de biopsia, otras pruebas pueden identificar su riesgo de cáncer.

Los resultados de estas pruebas pueden indicar que el cáncer crecerá y se extenderá rápidamente, por ejemplo. O bien, los resultados pueden indicar que el cáncer crecerá muy lentamente y no se extenderá fuera de la próstata. Esta información ayuda a planificar el mejor plan de tratamiento para su tipo de cáncer.

Al analizar las muestras de la biopsia, el anatomopatólogo identifica determinados patrones de células cancerosas (llamados patrones de Gleason), que se usan para calcular su puntuación de Gleason. Esto se traduce en su grupo de grado:

Patrones de Gleason

↓

Puntuación de Gleason

↓

Grupo de grado

Su grupo de grado se combina con otros factores para determinar su grupo de riesgo.

Esto puede resultar confuso al principio, pero al final no es tan complicado. Siga leyendo.

Patrones de Gleason

Después de estudiar la muestra de biopsia con un microscopio, el anatomopatólogo asignará un número según el patrón de células cancerosas (patrón de Gleason) de la muestra.

A un patrón que se parece más a las células normales se le asigna un número más bajo. A un patrón de células que parece más anormal se le asigna un número más alto.

Los patrones de Gleason varían del 1 al 5. Sin embargo, los patrones 1 y 2 no se consideran cáncer y ya no se usan. Así que el más bajo es el patrón 3, que es el que más se parece a las células normales.

Puntuación de Gleason

Si los tumores de próstata tuvieran solo un patrón de células cancerosas, calcular el riesgo sería mucho más fácil. Pero los tumores de próstata suelen contener más de un patrón de células.

Para dar cuenta de esto, los dos patrones de Gleason que se encuentran con más frecuencia en la muestra de biopsia se combinan con una única puntuación de Gleason. Al patrón de células cancerosas que ocupa la mayor superficie en la muestra se le asigna el primer número. Al patrón que representa la segunda superficie más grande se le asigna el segundo número.

La puntuación de Gleason es la suma de estos dos números. Por ejemplo:

patrón 3 + patrón 4 =

puntuación de Gleason de 7

Una puntuación de Gleason representa en qué medida su muestra de biopsia se parece al tejido prostático normal. Además, calcula la agresividad del cáncer de próstata, es decir, con qué rapidez puede crecer y si se extenderá. Una puntuación de Gleason más elevada significa que es más probable que el cáncer crezca y se extienda más rápidamente que si tuviera una puntuación inferior.

La puntuación de Gleason oscila entre 6 y 10; 6 es el nivel más bajo. Una puntuación de Gleason de 7 es un grado intermedio y entre 8 y 10 es de grado elevado. Esto puede resultar confuso porque 6 parece una puntuación intermedia, no una puntuación baja. Entonces, para que sea más fácil usar la puntuación de Gleason, se puede convertir en grupos de grado.

Grupos de grado

Un grupo de grado es una manera de interpretar la puntuación de Gleason. Hay cinco grupos de grado, numerados del 1 al 5. Cuanto más alto el grupo de grado, más agresivo es el cáncer. Entonces, el cáncer con una puntuación de Gleason de 6, la puntuación más baja, equivale al Grupo de grado 1. Del mismo modo, el cáncer con una puntuación de Gleason de 9 o 10 se transforma en el grupo de grado 5, la puntuación más elevada.

Guía 2
Cómo conocer su riesgo a partir de su puntuación de Gleason

Patrones de Gleason	Puntuación de Gleason	Grupo de grado	Pronóstico
3+3	6	1	El **cáncer de grado bajo** es menos agresivo y es probable que crezca y se extienda muy lentamente. Si el cáncer es pequeño, pueden pasar muchos años antes de que se convierta en un problema. Es posible que el cáncer de grado bajo nunca requiera tratamiento.
3+4	7	2	El **cáncer de grado intermedio** es moderadamente agresivo y es probable que crezca y se extienda de manera moderada. Si el cáncer es pequeño, pueden pasar varios años antes de que se convierta en un problema. Para evitar problemas, puede requerirse el tratamiento.
4+3	7	3	
4+4 3+5 5+3	8	4	El **cáncer de grado alto** es muy agresivo y es probable que crezca y se extienda de manera rápida. Si el cáncer es pequeño, pueden pasar algunos años antes de que se convierta en un problema potencialmente mortal. Pero, para evitar problemas, puede requerirse el tratamiento ahora.
4+5 5+4 5+5	9 o 10	5	

El grupo de grado 1 indica un riesgo bajo. Los grupos de grado 2 y 3 corresponden a un riesgo intermedio. Los grupos de grado 4 y 5 predicen un riesgo alto y muy alto. Consulte la **Guía 2**.

Es importante saber que el grupo de grado también tiene en cuenta que los grupos 2 y 3 son diferentes aunque ambos tienen una puntuación de Gleason de 7. La diferencia es que el cáncer del grupo de grado 3 es más grave. ¿Por qué? Porque el primer número de la puntuación de Gleason del grupo de grado 3 (**4**+3) es mayor que el primer número del grupo de grado 2 (**3**+4). Recuerde, el primer número se asigna al patrón de cáncer que ocupa la mayor superficie de la muestra de biopsia.

Estadio tumoral

La siguiente característica que contribuye a determinar el grupo de riesgo general es el estadio tumoral.

La estadificación es una manera de describir la cantidad del cáncer en el cuerpo y si se ha extendido. Conocer el estadio es importante para predecir el curso de la enfermedad y para preparar un plan de tratamiento.

El sistema TNM (tumor, ganglio y metástasis) se usa para clasificar el cáncer de próstata en estadios. En este sistema, las letras T, N y M (tumor, ganglio y metástasis) representan diferentes áreas del crecimiento del cáncer.

- **T (tumor)**: describe el tamaño del tumor principal (primario) y si se extendió fuera de la próstata.
- **N (ganglio)**: identifica si el cáncer se ha extendido a los ganglios linfáticos.
- **M (metástasis)**: indica si el cáncer se ha extendido a partes distantes del cuerpo (hizo metástasis).

Su médico asignará un número a cada letra, en función de los resultados de sus estudios. Por ejemplo, el número después de la T oscila entre 1 y 4 según el tamaño y el crecimiento del tumor. Cuanto más grande sea el tumor o cuanto más se haya extendido el cáncer, mayor será el número. Un cero (0) después de la T significa que no hay ningún tumor.

Las puntuaciones de T, N y M se combinan para asignar un **estadio** al cáncer.

Por ejemplo, supongamos que a su cáncer de próstata se le asigna una puntuación TNM de T2, N0, M0. Esta puntuación significa que el tumor es lo suficientemente grande como para palparlo durante el examen de tacto rectal (T2). Pero los números de N y M son ceros porque el cáncer en estadio temprano no se ha extendido fuera de la glándula prostática hacia los ganglios linfáticos (N0) ni a partes distantes del cuerpo (M0).

También puede agregarse una letra después del estadio tumoral (T2a, por ejemplo) para dar más información en función del examen de tacto rectal o el análisis del tejido prostático. La letra representa la extensión del cáncer o su ubicación en la próstata. Consulte la **Guía 3**.

La estadificación del cáncer suele realizarse dos veces. La primera vez, antes del tratamiento. La segunda, durante el tratamiento o después de este para ver cómo ha resultado.

Resultados de la biopsia

Los resultados de la punción con aguja gruesa también ayudan a determinar su grupo de riesgo general. Un dato es la cantidad de cilindros tisulares que contienen cáncer (por ejemplo, 5 de 12 en cada muestra).

Con esta información, el anatomopatólogo puede estimar la cantidad de cáncer en toda la próstata.

Los resultados de la biopsia también pueden indicar si el cáncer se concentra en una determinada sección (o secciones) de la próstata.

Guía 3
Características del tumor para el estadio T

T1: el tumor no se puede palpar con el tacto rectal, pero la biopsia detectó células cancerosas.	**T1a**	Se detectó el tumor de manera inesperada durante otro procedimiento. Solo una pequeña parte (cinco por ciento [5 %] o menos) del tejido extraído es cáncer.
	T1b	Se detectó el tumor de manera inesperada durante otro procedimiento. Más de una pequeña parte (más del cinco por ciento [5 %]) del tejido extraído es canceroso.
	T1c	El nivel de PSA es alto y determina la necesidad de indicar una biopsia de próstata.
T2: el tumor se puede palpar durante el tacto rectal pero no se ha extendido a otros órganos.	**T2a**	El cáncer se encuentra en la mitad o menos de la mitad de un lado de la próstata.
	T2b	El cáncer se encuentra en más de la mitad de un lado de la próstata, pero no en ambos lados.
	T2c	El cáncer se ha extendido a ambos lados de la próstata.
T3: el tumor se ha extendido fuera de la próstata a los tejidos cercanos, pero no más allá.	**T3a**	El cáncer se ha extendido fuera de la próstata, pero no hacia las vesículas seminales.
	T3b	El cáncer se ha extendido fuera de la próstata y hacia las vesículas seminales.
T4: el tumor se ha extendido fuera de la próstata a los tejidos cercanos y también hacia otras zonas.	**T4**	El tumor ha crecido fuera de la próstata y se ha extendido hacia tejidos u órganos cercanos como la vejiga, el recto, la pared pélvica o los músculos pélvicos.

¿Cuál es su grupo de riesgo?

De acuerdo con los resultados de estas pruebas y cálculos —nivel de PSA, grupo de grado, estadio tumoral y resultados de la biopsia— se lo colocará en un grupo de riesgo inicial. Consulte la **Guía 4**.

Su grupo de riesgo ayuda a determinar qué opciones de tratamiento pueden ser las mejores para usted. Usar estas pruebas en conjunto para crear grupos de riesgo es más confiable que usar una prueba sola para elegir las opciones de tratamiento.

Guía 4
Características de su grupo de riesgo

Grupo de riesgo	Nivel de PSA	Grupo de grado	Estadio tumoral	Resultados de la biopsia
Riesgo bajo	Debe tener **todas** estas características:			
	Inferior a 10 ng/ml	1	T1 a T2a	
Riesgo intermedio reducido	Debe tener **solo una** de estas características			**Y** el cáncer se encuentra en menos de la mitad de todos los cilindros tisulares.
	De 10 a 20 ng/ml	2	T2b o T2c	
Riesgo intermedio elevado	Debe tener **dos o tres** de estas características:			**O al menos una** de estas características **y** el cáncer se encuentra en más de la mitad de todos los cilindros tisulares.
	De 10 a 20 ng/ml	2 o 3	T2b o T2c	
Riesgo alto	Debe tener **al menos una** de estas características:			
	Superior a 20 ng/ml	4 o 5	T3a a T4	
Riesgo muy alto	Debe tener **al menos dos** de estas características:			
	Superior a 40 ng/ml	4 o 5	T3 a T4	

Pero los grupos de riesgo no son la única herramienta de evaluación del riesgo. También se utilizan la esperanza de vida, los nomogramas y los análisis de riesgo especializados.

Esperanza de vida

La esperanza de vida es el promedio de vida de una persona. Se mide en años. Una estimación de su esperanza de vida es un factor clave para decidir qué estudios y tratamientos necesitará.

Es importante saber que la esperanza de vida, cuando se la utiliza para el tratamiento del cáncer, es un cálculo que se basa en una gran cantidad de personas. Esto significa que la esperanza de vida se puede aplicar a una determinada población o rango de edad, pero no es tan sencillo hacer un cálculo preciso de la esperanza de vida de una persona en particular.

Entonces, ¿por qué calcular su esperanza de vida? En ocasiones, los pacientes de ciertos grupos de riesgo deben esperar hasta que aparezcan los síntomas antes de hacerse los estudios o comenzar el tratamiento. Es posible que no resulte beneficioso hacerse estudios adicionales o hacer un tratamiento si no tiene ningún síntoma o si tiene otras afecciones de salud que pongan en riesgo la vida.

Si no tiene ningún síntoma y padece un cáncer de próstata de riesgo bajo o intermedio y una esperanza de vida estimada de 5 a 10 años, suele recomendarse la observación. Esta es diferente del seguimiento activo, que suele involucrar biopsias y estudios de diagnóstico por imágenes de rutina.

Hablaremos más sobre la esperanza de vida y cómo afecta a las alternativas de tratamiento en el Capítulo *5: Tipos de tratamiento.*

Nomogramas

El nomograma predice su pronóstico, que es el curso que probablemente tomará su cáncer. Utiliza las matemáticas para compararlo a usted y a su cáncer de próstata con cientos o miles de otras personas que recibieron tratamiento por cáncer de próstata.

Su médico puede usar un nomograma para predecir la probabilidad de que su cáncer crezca o se extienda, en función de los resultados de sus estudios.

Los grupos de riesgo y los nomogramas brindan información que es específica sobre usted, pero los nomogramas pueden dar estimaciones ligeramente más precisas del riesgo de cáncer. Se utilizan ambos, junto con otras herramientas de evaluación del riesgo, para planificar el tratamiento.

Análisis de riesgo especializados

Su médico o profesional de atención médica puede solicitar pruebas que ayuden a comprender mejor la agresividad de su cáncer.

Uno de estos análisis detecta las características moleculares y la expresión génica (qué genes se activan) en una muestra de su tumor.

Otro de ellos estudia una imagen digital de su biopsia de cáncer y utiliza inteligencia artificial para predecir el posible tratamiento.

De acuerdo con su situación, los resultados de estos análisis pueden ayudar a identificar el tratamiento correcto para usted y evitar el tratamiento insuficiente o excesivo.

Estos estudios no reemplazan a las pruebas habituales, como PSA, puntuación de Gleason, grupo de grado y estudios de diagnóstico por imágenes. Se utilizan de manera complementaria.

Si tiene alguna pregunta sobre por qué se va a realizar una prueba o qué significa, consulte a su médico o equipo de atención médica.

Puntos clave

- La evaluación de riesgos determina la probabilidad del cáncer de permanecer dentro de la próstata o diseminarse fuera de ella.
- Las personas con menor riesgo suelen recibir un tratamiento mínimo o ningún tratamiento activo. Las personas con mayor riesgo suelen recibir un tratamiento más agresivo.
- La estadificación del cáncer describe cuánto cáncer hay en el cuerpo y su ubicación.
- La esperanza de vida es un cálculo de la cantidad de años que probablemente vivirá. Se basa en una gran cantidad de personas y no es una predicción exacta. Pero puede ayudar a elegir el mejor tratamiento para usted.
- El nomograma predice el progreso del cáncer (pronóstico).
- Estos análisis pueden ayudar a identificar el tratamiento correcto para usted y evitar el tratamiento insuficiente o excesivo.

Preguntas para hacer

- ¿Cuál es el riesgo de que mi cáncer crezca y se extienda a otros órganos?
- ¿Puede explicarme en qué difiere la esperanza de vida estimada de la esperanza de vida real?
- ¿De qué manera repercuten en las opciones mi edad, raza, sexo, estado de salud general y otros factores?
- ¿Tendré que hacerme análisis de PSA, exámenes de tacto rectal y biopsias durante el resto de mi vida?

¿Cuál es el siguiente paso?

En este capítulo, se explica cómo el equipo de atención médica calcula el riesgo de que su cáncer de próstata crezca y se extienda. Su nivel de riesgo determina qué tratamientos puede recibir. El cáncer en estadio temprano crece de manera muy lenta y es posible que no se extienda. Entonces, es posible que no necesite tratamiento de inmediato.

De todos modos, es importante conocer todas las opciones de tratamiento. En el próximo capítulo, se describen cada uno de los tratamientos para el cáncer de próstata en estadio temprano. Después de ello, encontrará información sobre cuáles son los mejores tratamientos para su nivel de riesgo.

5

Tipos de tratamiento

Hay más de un tratamiento para el cáncer de próstata. En este capítulo, se describen las diversas opciones de tratamiento. Hable con su equipo de atención médica sobre qué tratamiento podría ser el mejor para usted.

El cáncer de próstata suele ser una enfermedad de crecimiento lento. También es una enfermedad compleja con muchas opciones de tratamiento. Los tratamientos habituales para el cáncer de próstata en estadio temprano incluyen intervención quirúrgica y radioterapia, que a veces se combinan con la hormonoterapia.

O, es posible que su plan de tratamiento no incluya la terapia directa, sino el seguimiento activo o la observación.

"Cuando tenga que decidir sobre sus opciones de tratamiento, recuerde que aunque algunas decisiones deban tomarse con rapidez, no es conveniente apresurarse. Piense detenidamente en sus opciones y obtenga segundas o incluso terceras opiniones. Cuente con personas de confianza para hablar sobre sus opciones para que se sienta cómodo con las decisiones que toma".

Seguimiento activo

El seguimiento activo es un plan que sigue de cerca su enfermedad, con el tratamiento ya preparado en caso de que sea necesario.

Dado que un tumor pequeño puede crecer muy lentamente, es posible esperar para tratar el cáncer de próstata hasta que el tumor crezca. Durante este tiempo, se le realizarán estudios y biopsias de manera periódica para detectar cambios en el crecimiento del tumor.

Si bien su equipo de atención médica puede indicarle estudios con mayor o menor frecuencia según su riesgo, las pruebas periódicas durante el seguimiento activo pueden seguir un cronograma similar al siguiente:

- Análisis de antígeno prostático específico (PSA) dos veces al año.
- Tacto rectal una vez al año.
- RM cada 1 o 2 años.
- Biopsia de próstata cada 1 a 3 años o cuando sea necesario.

No recibirá ningún tratamiento del cáncer durante el seguimiento activo. Sin embargo, el tratamiento comenzará si su cáncer crece o se extiende.

¿Por qué esperar para recibir tratamiento? Principalmente porque las intervenciones quirúrgicas y otras formas de tratamiento tienen efectos secundarios. Si puede retrasar el tratamiento sin sufrir daños (o evitarlo por completo), también puede retrasar los efectos secundarios de este. Los efectos secundarios de la cirugía, la radioterapia y otros tratamientos pueden afectar su calidad de vida.

En general, el seguimiento activo es la estrategia preferida para personas con cáncer de próstata de menor riesgo y mayor esperanza de vida. Aproximadamente, la mitad de estas personas pueden evitar el tratamiento durante 10 años o más.

Para determinar si es un buen candidato para el seguimiento activo, es posible que necesite una RM de confirmación con o sin biopsia de próstata confirmatoria. Estas pruebas confirmatorias suelen realizarse en el plazo de un año desde el diagnóstico para observar si se produjeron cambios durante ese período.

Otros factores que se deben considerar para el seguimiento activo:

- Su esperanza de vida.
- Su estado de salud general.
- Características o cualidades únicas de su tumor.
- Posibles efectos secundarios del tratamiento.
- Sus deseos sobre el tratamiento.

Esta es una pregunta habitual que tienen las personas sobre el seguimiento activo: ¿Cuándo sabrá que debe pasar del seguimiento al tratamiento?

El motivo principal es que se elevó su grupo de grado después de realizarle una biopsia. Otros motivos para comenzar el tratamiento pueden incluir un aumento del tamaño del tumor o un nivel de PSA más alto.

Observación

La observación implica monitorear su cáncer de próstata y vigilar los síntomas (puede que lo conozca como método de conducta expectante o espera vigilante). Si se presentan síntomas, el tratamiento suele centrarse en la paliación o el alivio de los síntomas en lugar de tratar de curar el cáncer.

Los cuidados paliativos tratan los síntomas del cáncer y los efectos secundarios del tratamiento oncológico. Esto permite que los pacientes mantengan una buena calidad de vida sin la carga de un tratamiento innecesario.

La observación suele aplicarse a personas con cáncer de próstata de riesgo intermedio que son frágiles o de mayor edad y tienen una esperanza de vida de 5 a 10 años o menos.

También se recomienda para personas con cáncer de próstata de bajo riesgo y una esperanza de vida breve (5 años o menos). Estas personas suelen tener otras afecciones que son más graves que el cáncer de próstata.

La observación es diferente del seguimiento activo. La observación es una manera menos agresiva de controlar el cáncer de próstata. No requiere biopsias periódicas, solo una consulta para realizar un examen físico y posiblemente un análisis de PSA una o dos veces al año.

En comparación, el seguimiento activo implica la realización de pruebas frecuentes para determinar si el cáncer está avanzando. Si lo hace, se lo puede tratar antes de que empeore.

Cirugía

La cirugía es un procedimiento para extirpar el cáncer del cuerpo. El tumor se extirpa junto con tejido prostático de aspecto normal alrededor del borde llamado margen quirúrgico.

- Un **margen positivo** significa que se encuentran células cancerosas en el tejido extirpado junto con el tumor. El margen tiene un resultado "positivo" de cáncer.
- Un **margen negativo** significa que no se encuentran células cancerosas en el tejido extirpado junto con el tumor. El margen tiene un resultado "negativo" de cáncer.

El margen negativo es el mejor resultado porque significa que se ha extirpado todo el tumor de esa zona. Por otro lado, un margen positivo no siempre significa que el cáncer volverá a crecer.

La cirugía se puede utilizar como tratamiento principal (primario). O bien, puede ser solo una parte de su plan de tratamiento. El tipo de cirugía que reciba depende del tamaño y la ubicación del tumor. También depende de si se encuentra cáncer en los órganos o tejidos circundantes.

Prostatectomía radical

La prostatectomía significa extirpar la glándula prostática a través de una cirugía. La prostatectomía radical extirpa toda la próstata y también el tejido circundante, las vesículas seminales y, en ocasiones, los ganglios linfáticos cercanos.

La prostatectomía radical suele realizarse en los siguientes casos:

- El tumor no ha crecido fuera de la próstata.
- El tumor se puede extirpar por completo con cirugía.
- Tiene una esperanza de vida de 10 años o más.
- No tiene otras enfermedades graves.

La prostatectomía radical es compleja y requiere mucha habilidad. Los cirujanos con experiencia en este tipo de cirugía suelen obtener mejores resultados.

Hay dos métodos quirúrgicos para la prostatectomía radical:

- Mediante la **cirugía abierta**, se extrae la próstata a través de un único corte o incisión grande. Esta incisión es lo suficientemente larga como para permitirle a su médico ver y acceder directamente al tumor para extirparlo.
- En la **cirugía mínimamente invasiva**, se realizan una o varias incisiones u orificios pequeños en lugar de un corte grande. El cirujano introduce instrumentos pequeños a través de cada incisión para realizar la cirugía. En la mayoría de los centros, el cirujano utiliza un robot para guiar los instrumentos con mayor precisión.

La cirugía mínimamente invasiva se ha vuelto más frecuente que la cirugía abierta. Las personas que se someten a una cirugía mínimamente invasiva pueden tener internaciones más breves, menos pérdida de sangre, menos complicaciones quirúrgicas y una recuperación más rápida. Sin embargo, los principales efectos secundarios de la prostatectomía radical mínimamente invasiva (incontinencia y disfunción eréctil) se presentan casi con la misma frecuencia que con la cirugía abierta.

Efectos secundarios de la cirugía de próstata

La prostatectomía radical suele causar dos efectos secundarios: incontinencia urinaria y disfunción eréctil.

Incontinencia urinaria: después de una prostatectomía radical, la mayoría de las personas pierden temporalmente el control para orinar. Esto se denomina incontinencia urinaria y puede ser un problema importante.

Justo después del procedimiento, se introduce un catéter por la uretra para que pueda vaciar la vejiga y para que cicatrice la uretra. El catéter permanecerá colocado durante 1 o 2 semanas después de la cirugía. Se le indicará cómo cuidarlo antes de irse a su casa. Si el catéter se extrae demasiado pronto, puede perder el control de la vejiga o la capacidad de orinar debido al tejido cicatricial.

Después de retirar el catéter, es posible que necesite usar toallas absorbentes o ropa interior para la incontinencia durante varias semanas o meses.

También puede hacer ejercicios para fortalecer el músculo del suelo pélvico. Si aún no lo han operado, considere la posibilidad de empezar a hacer ejercicios del suelo pélvico antes para reducir la incontinencia urinaria posteriormente.

Además, ciertos medicamentos recetados pueden reducir la necesidad de orinar con tanta frecuencia.

La mayoría de los pacientes recuperan gradualmente la mayor parte del control de la vejiga en el plazo de un año, aunque muchos continúan utilizando toallas para los escapes menores. Si la incontinencia sigue siendo un problema importante, puede someterse a una intervención quirúrgica para ayudar a controlar la micción.

Prostatectomía mínimamente invasiva

Con este procedimiento, se extirpa la próstata mediante una o más pequeñas incisiones en el abdomen. En muchos centros, el cirujano realiza el procedimiento con un robot. Esto proporciona una mayor precisión y una vista muy ampliada de la próstata.

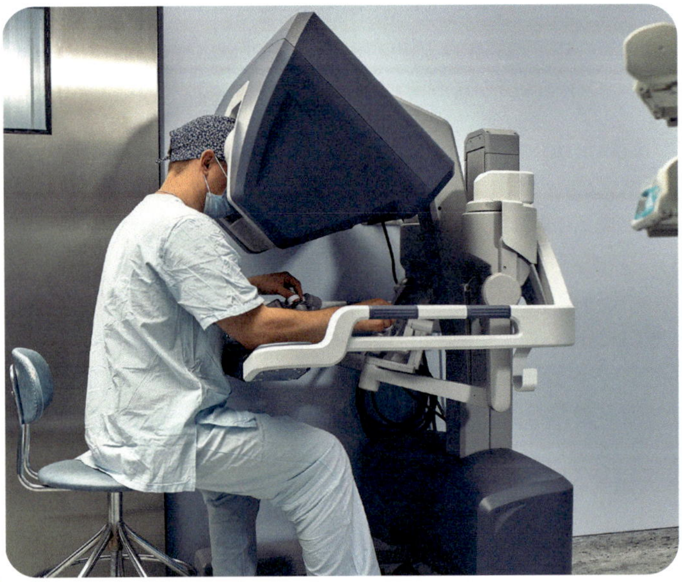

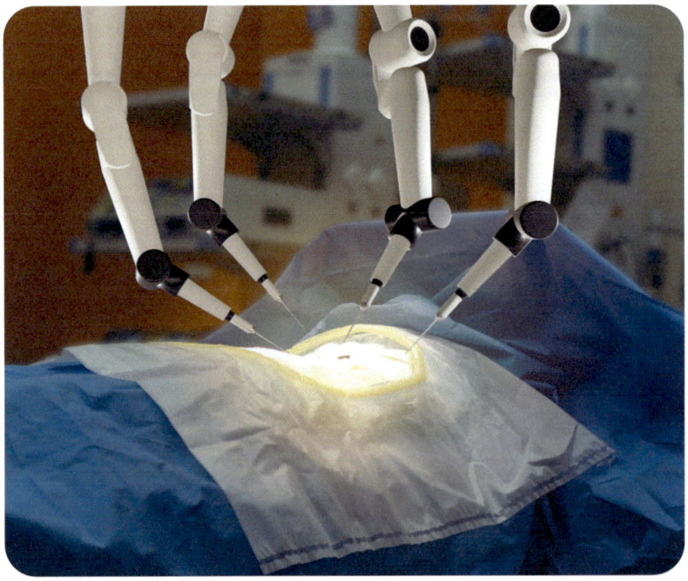

Disfunción eréctil: significa tener dificultades para lograr una erección del pene o no poder hacerlo. Es un problema habitual después de la cirugía de próstata, pero suele mejorar con el tiempo (aunque no siempre).

Tendrá un mayor riesgo de disfunción eréctil en los siguientes casos:

- Es una persona mayor.
- Tenía problemas de erección antes de la cirugía.
- Los nervios que se encuentran cerca de la próstata se dañaron o extirparon durante la cirugía.

Los nervios cercanos a la próstata (llamados nervios cavernosos) controlan la capacidad de tener erecciones. Los cirujanos hacen todo lo posible para evitar dañar estos nervios cuando realizan la prostatectomía, pero a veces es inevitable hacerlo durante la intervención quirúrgica.

La extirpación de la próstata y las vesículas seminales hará que tenga orgasmos secos. Esto significa que no habrá semen y esto le impedirá tener hijos. Si está pensando en tener hijos, puede que le interese recurrir a un banco de esperma antes de la intervención.

La recuperación de la función eréctil suele ser lenta y frustrante. Puede tardar varios meses o hasta dos años en recuperar la función eréctil que tenía antes de la prostatectomía. Sin embargo, es posible que no recupere nunca la misma función eréctil que solía tener.

Las opciones de tratamiento para la disfunción eréctil incluyen comprimidos (como Viagra y Cialis), inyecciones de medicamentos en el pene, dispositivos de constricción de vacío (bombas penianas) e implantes quirúrgicos para producir una erección. Es posible que necesite probar más de un tratamiento para descubrir cuál le resulta útil.

Además, la disfunción eréctil también es una causa habitual de problemas psicológicos y de relación. Es una de las principales causas de depresión en pacientes con cáncer de próstata. A muchas personas les resulta útil hablar con un psicoterapeuta o sexólogo.

Pregunte a su médico o a otra persona de su equipo de atención médica sobre terapia o asistencia psicológica si tiene problemas debido a la disfunción eréctil o síntomas de depresión.

Aunque puede resultar incómodo hablar de estos problemas, tenga en cuenta que estos efectos secundarios son frecuentes y la ayuda es fácil de conseguir. No está solo; el apoyo emocional es parte de la buena atención del cáncer.

Radioterapia

La radioterapia utiliza radiación de alta energía, como rayos X, para destruir las células cancerosas y reducir los tumores. La radioterapia se administra en dosis periódicas durante muchos días.

La radioterapia ha demostrado ser tan eficaz como la cirugía para el cáncer de próstata en estadio temprano. La decisión entre ambas opciones se suele tomar en función de los posibles efectos secundarios.

Se emplea para tratar el cáncer de próstata de distintas maneras. Se usa como tratamiento primario para el cáncer de próstata, similar a la intervención quirúrgica. También se utiliza después de la cirugía de próstata para eliminar las células cancerosas que hayan podido quedar.

La radioterapia también se aplica para tratar las zonas con metástasis (cuando el cáncer se ha extendido a otras partes del cuerpo) para frenar el crecimiento del cáncer o aliviar el dolor.

Hay dos tipos principales de radioterapia para el cáncer de próstata: radiación desde el exterior del cuerpo (radioterapia de haz externo) y radiación desde el interior del cuerpo (braquiterapia).

RTHE

La radioterapia de haz externo (RTHE) utiliza una máquina que dirige la radiación desde fuera del cuerpo hacia un lugar determinado dentro del cuerpo. La radiación se enfoca directamente en el cáncer mientras intenta evitar el tejido sano.

La RTHE requiere de una cuidadosa planificación. Antes de cada tratamiento, es posible que le implanten en la próstata diminutos marcadores metálicos que tienen el tamaño de un grano de arroz.

Estos marcadores garantizan que los haces de radiación puedan alinearse con precisión con su próstata de la misma manera en cada tratamiento, lo que mejora la seguridad y la eficacia del tratamiento.

También puede recibir una inyección de gel biodegradable entre la próstata y el recto. Este gel ensancha temporalmente la zona, lo que crea un espacio que ayuda a proteger el recto de la radiación no deseada durante el tratamiento.

A continuación, es posible que se le realice una simulación de radiación o una exploración cartográfica una o dos semanas antes de iniciar el tratamiento. Esta exploración se utiliza para diseñar su plan de tratamiento personalizado. Se recostará en la camilla y se colocará en la mejor posición para recibir la radioterapia. Pero no recibirá ninguna radiación real durante la simulación. En ocasiones se realiza un molde a medida de su cuerpo para que pueda acostarse siempre en la misma posición sobre la camilla.

Durante el tratamiento propiamente dicho, la máquina gira alrededor de la camilla para administrar la radiación desde varios ángulos diferentes. No verá ni sentirá la radiación durante la administración.

La cantidad total de sesiones varía entre 5 y hasta 40. Suelen programarse en dosis diarias durante cinco días a la semana, de lunes a viernes, durante varios meses. La radioterapia estereotáctica corporal (SBRT) es un tratamiento de alta dosis muy preciso que se administra en días alternados durante cinco sesiones.

Radioterapia de haz externo

La radioterapia de haz externo (RTHE) utiliza una máquina que dirige la radiación hacia la zona dentro del cuerpo donde se encuentra el cáncer. El haz de radiación se enfoca en el cáncer mientras evita tocar el tejido sano. Esto permite administrar una dosis de radiación más segura y alta para tratar el cáncer.

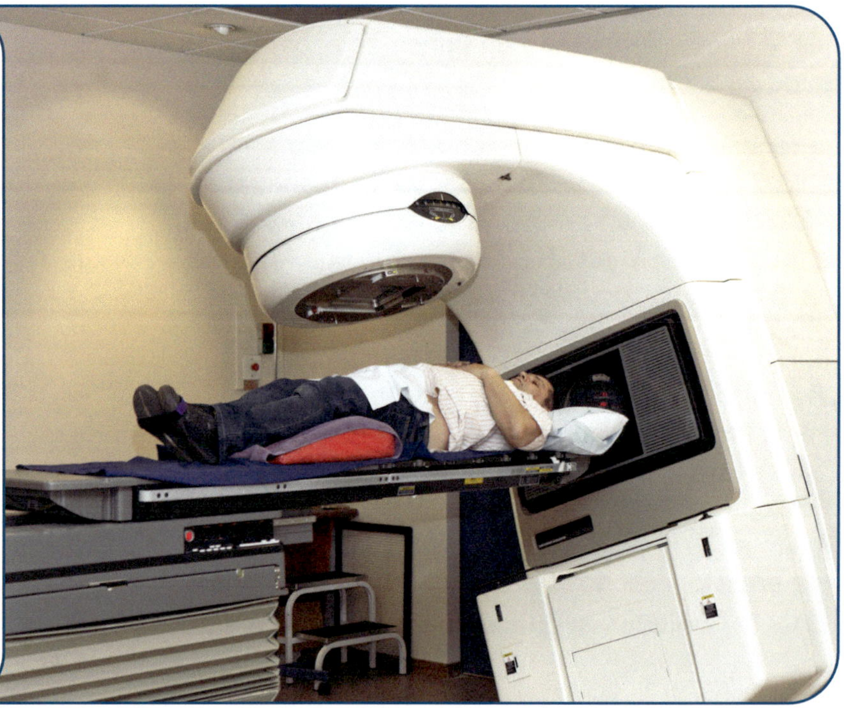

La **radioterapia con haz de protones** es un tipo de RTHE que utiliza protones en lugar de rayos X para dirigir la radiación hacia el cáncer. Los protones son partículas diminutas cargadas eléctricamente más pequeñas que un átomo. Los investigadores han descubierto que la radioterapia con haz de protones tiene el mismo efecto en el cáncer de próstata y el mismo riesgo de efectos secundarios que la RTHE.

Braquiterapia

La braquiterapia es una forma de radioterapia interna. Es posible que escuche que la llamen braqui de manera abreviada. En este tratamiento, la radiación se administra dentro del cuerpo colocando un objeto radiactivo dentro del tumor o al lado de este. La braquiterapia es un procedimiento mínimamente invasivo y suele hacerse con anestesia general como un procedimiento quirúrgico.

La braquiterapia se puede usar sola o combinada con RTHE, hormonoterapia o ambas. Por lo general, los pacientes con cáncer de riesgo alto no se consideran para la braquiterapia sola.

La **braquiterapia de dosis alta** incluye un procedimiento en el que se introducen entre 10 y 20 tubos estrechos en la próstata a través del perineo (la piel que se encuentra entre el ano y el escroto). Luego se introducen cables delgados con puntas radiactivas a través de los tubos y se dejan dentro de la próstata durante varios minutos.

Braquiterapia

La braquiterapia de dosis baja utiliza pequeñas “semillas” metálicas radioactivas que se implantan en la próstata. Cada semilla tiene el tamaño de un grano de arroz. Se las deja en la próstata de forma permanente y proporcionan una dosis baja de radiación de forma continua durante varios meses.

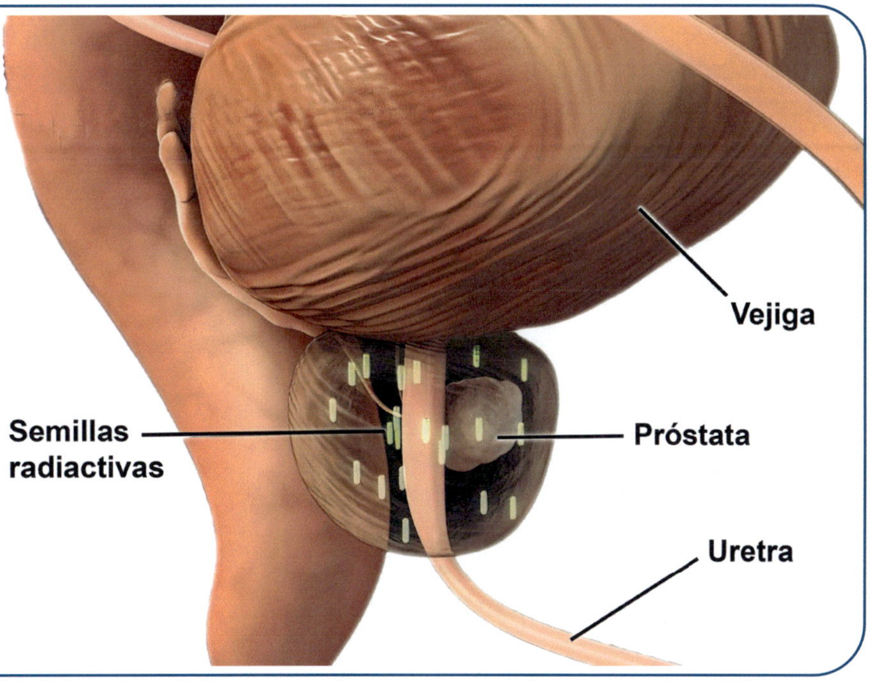

Durante este período, las puntas administran dosis altas de radiación a la próstata. A continuación, se retraen los cables y se retiran las agujas, sin dejar ningún material radiactivo.

La **braquiterapia de dosis baja** se administra mediante unas 50 pequeñas "semillas" metálicas que se implantan de manera permanente en la próstata. Las semillas liberan gradualmente una dosis baja y continua de radiación durante varios meses.

Efectos secundarios de la radioterapia

Los efectos secundarios frecuentes de la radioterapia son problemas urinarios e intestinales, disfunción eréctil y fatiga.

Problemas urinarios e intestinales: los problemas urinarios incluyen tener que orinar más seguido, tener ganas de orinar de manera repentina, sensación de ardor al orinar y, rara vez, sangre en la orina. Los problemas intestinales son mucho menos habituales con los métodos de radiación modernos, pero pueden incluir diarrea, defecar con frecuencia, incapacidad de retención y, en raras ocasiones, sangrado por el recto.

Los problemas urinarios e intestinales generalmente disminuyen o desaparecen después de varias semanas en la mayoría de las personas, pero podrían durar más tiempo en otras.

Disfunción eréctil: la radioterapia tiene menos probabilidades que la cirugía de causar disfunción eréctil. Pero la radiación puede dañar los vasos y nervios que controlan las erecciones.

La disfunción eréctil no ocurre inmediatamente después de la radiación. Por lo general, se presenta gradualmente, comienza y, luego, empeora entre uno y tres años después del tratamiento. Es más probable que tenga este efecto secundario si recibe hormonoterapia además de la radioterapia. (Para obtener más información, consulte "Disfunción eréctil" en la página 39).

Los medicamentos suelen ser eficaces (aunque no siempre) para tratar la disfunción eréctil tras la radioterapia.

Fatiga: sentirse cansado durante algunas semanas o incluso meses después de la radioterapia también es algo frecuente. El ejercicio y la actividad física habituales pueden ayudar a aliviar la fatiga leve.

Otros tipos de cáncer: es poco frecuente, pero la radioterapia aumenta ligeramente el riesgo de padecer otro cáncer en la zona pélvica, como el cáncer de vejiga o recto.

Hormonoterapia

Es un tratamiento que agrega, bloquea o elimina hormonas. Las hormonas son sustancias químicas naturales producidas por una glándula del cuerpo. Su función es activar células u órganos.

Las hormonas masculinas se llaman andrógenos. El andrógeno principal es la testosterona. La mayor parte de la testosterona del cuerpo es producida por los testículos. La testosterona ayuda a producir espermatozoides, entre otras funciones.

Pero la testosterona también ayuda a que crezca el cáncer de próstata. Un tipo de hormonoterapia llamada tratamiento de supresión androgénica (TSA) impide que el cuerpo produzca testosterona o bloquea el uso de testosterona por parte de las células cancerosas. Esto puede reducir el tamaño del tumor o ralentizar su crecimiento durante un tiempo.

Hormonoterapias para el cáncer de próstata

Las hormonoterapias para el cáncer de próstata incluyen agonistas de la hormona liberadora de la hormona luteinizante (LHRH) y antagonistas de la LHRH, que hacen que los testículos dejen de producir testosterona.

La mayoría de los agonistas de la LHRH y antagonistas de la LHRH son inyecciones. Pueden administrarse mensualmente, o 2, 3 o 4 veces al año. Relugolix (Orgovyx) es un antagonista de la LHRH que se presenta en forma de comprimido y se toma una vez al día.

Otras hormonoterapias incluyen antiandrógenos e inhibidores de la síntesis de andrógenos. Los antiandrógenos impiden que las células del cáncer de próstata utilicen los andrógenos para crecer. Los inhibidores de la síntesis de andrógenos impiden que las glándulas, y el propio cáncer, produzcan andrógenos. Estos tratamientos vienen en comprimidos y se toman de 1 a 3 veces al día, según el medicamento. Consulte la **Guía 5**.

No se recomienda utilizar la hormonoterapia sola para tratar el cáncer de próstata en estadio temprano. Cuando se utiliza hormonoterapia (generalmente para el cáncer de próstata de mayor riesgo), suele administrarse junto con la radioterapia, lo que aumenta la efectividad de la radiación. La hormonoterapia suele iniciarse antes de comenzar la radioterapia y, por lo general, se continúa durante y después de esta última.

Es posible que escuche el término **castración** cuando se describe el cáncer de próstata o su tratamiento. Este término describe una reducción drástica de la testosterona. La castración puede realizarse con fármacos reductores de hormonas o mediante la extirpación quirúrgica de uno o ambos testículos (orquiectomía).

Aunque la orquiectomía es un procedimiento quirúrgico, se sigue considerando hormonoterapia porque elimina la fuente principal de testosterona: los testículos. Mientras que la hormonoterapia farmacológica puede revertirse cuando se interrumpe la medicación, la orquiectomía es permanente y no puede revertirse.

Guía 5
Medicamentos de hormonoterapia para el cáncer de próstata en estadio temprano

Agonistas de la LHRH	Goserelina (Zoladex), leuprolida (Lupron Depot, Eligard), triptorelina (Trelstar)
Antagonistas de la LHRH	Degarelix (Firmagon), relugolix (Orgovyx)
Antiandrógenos	Bicalutamida (Casodex), flutamida (Eulexin), nilutamida (Nilandron)
Inhibidores de la síntesis de andrógenos	**Solo para cáncer de riesgo muy alto:** Abiraterona (Zytiga)

La extirpación quirúrgica de los testículos es mucho menos frecuente hoy porque la hormonoterapia farmacológica suele ser igual de eficaz para bloquear la testosterona. Aun así, algunas personas (por lo general, quienes tienen cáncer de próstata metastásico) prefieren este procedimiento por única vez a tener que tomar medicamentos diariamente o recibir inyecciones de forma periódica.

Efectos secundarios de la hormonoterapia

La hormonoterapia puede tener efectos secundarios importantes. Muchos factores afectan el riesgo de padecer efectos secundarios, entre otros, su edad, su salud antes del tratamiento, la duración o la frecuencia con la que recibe el tratamiento, etc.

En general, cuanto más tiempo se recibe hormonoterapia, mayor es el riesgo de sufrir efectos secundarios.

Los sofocos son uno de los efectos secundarios más frecuentes de la hormonoterapia. Un sofoco es una sensación repentina de calor que puede enrojecer su rostro y hacerlo sudar.

Otros efectos secundarios incluyen cansancio (fatiga), cambios de humor, aumento de peso, cambios en la longitud del pene y en el tamaño de los testículos, sensibilidad y crecimiento de los senos y pérdida de masa muscular.

Efectos secundarios sexuales: los efectos secundarios sexuales de la hormonoterapia son una causa importante de estrés. La hormonoterapia puede disminuir el deseo sexual, causar disfunción eréctil y reducir el tamaño del pene y los testículos.

Los medicamentos para la disfunción eréctil (como Viagra y Cialis) no suelen ser eficaces para las personas que reciben hormonoterapia. Pero hay algunos medicamentos inyectables que pueden ser útiles. No obstante, estos medicamentos no mejoran la pérdida del deseo sexual causado por los menores niveles de andrógenos.

La pérdida del deseo sexual, la disfunción eréctil y otros efectos secundarios sexuales generalmente desaparecen después de suspender

Los expertos de la NCCN están preocupados por el tratamiento excesivo de este cáncer de próstata en estadio temprano. Para muchas personas, la observación o el seguimiento activo son mejores opciones.

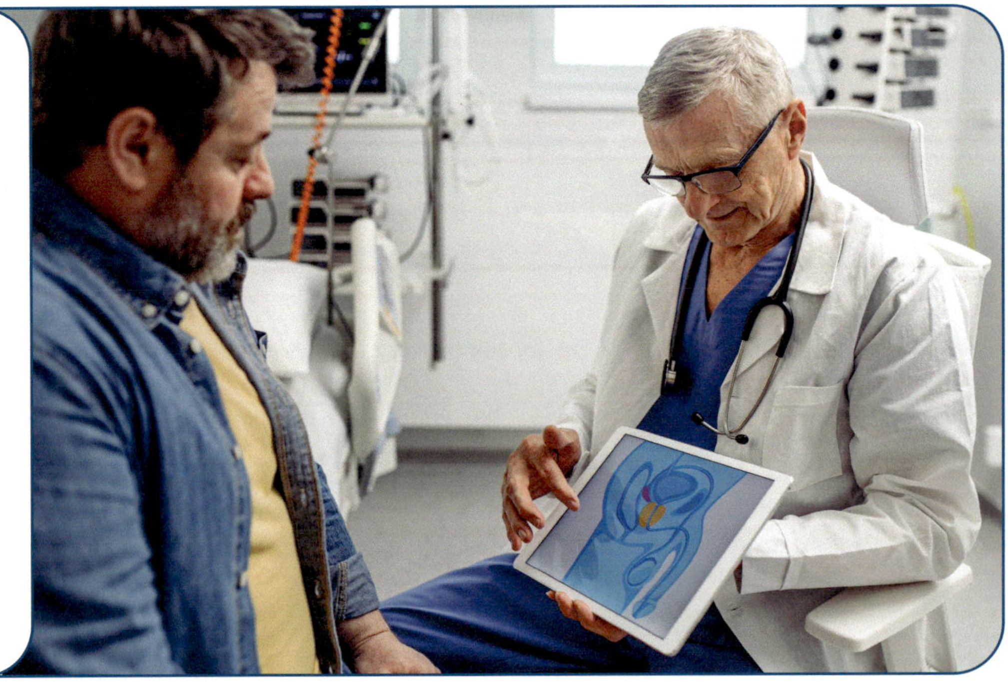

la hormonoterapia. Pero puede llevar un año o más en recuperar su nivel de testosterona y libido (deseo sexual). Muchos pacientes nunca recuperan completamente los mismos niveles de testosterona y libido que tenían antes de la hormonoterapia. Algunas personas nunca recuperan plenamente la capacidad de tener una erección.

Mientras tanto, considere hablar con su pareja o un terapeuta para que lo ayude a afrontar los desafíos que se le presenten. No está solo: el apoyo emocional es una parte importante de la atención oncológica.

Osteoporosis y fracturas: también pueden producirse adelgazamiento y debilitamiento de los huesos (osteoporosis) y fracturas óseas. Al iniciar el TSA, es posible que le realicen un estudio para medir su densidad ósea. Si su densidad ósea es baja, el equipo de atención médica puede recomendarle medicamentos para fortalecer los huesos. La toma diaria de calcio y vitamina D también puede ayudar a mantener sus huesos fuertes mientras se somete al TSA.

Diabetes y enfermedades cardíacas: la hormonoterapia también aumenta el riesgo de diabetes y enfermedades cardiovasculares. Si ya tiene alguna de estas enfermedades, la hormonoterapia puede agravarlas. La hormonoterapia también puede aumentar el riesgo de muerte por problemas cardíacos. Hable con su equipo de atención médica sobre su riesgo en particular.

Repunte de testosterona: los agonistas de la LHRH pueden provocar un aumento de la testosterona durante algunas semanas antes de descender a un nivel indetectable. Este aumento se llama repunte de testosterona. Un repunte de testosterona puede causar dolor de huesos y problemas urinarios. Estos síntomas desaparecerán tras las primeras semanas de hormonoterapia. Pero es posible que le den un medicamento antiandrogénico para prevenir el repunte de testosterona hasta entonces.

☑ **CONSEJO**

El ejercicio físico frecuente puede ayudar a reducir los síntomas y los efectos secundarios de la hormonoterapia, por ejemplo:

- Aumento de peso
- Fatiga
- Pérdida de masa muscular y ósea

La actividad física también puede mejorar su salud general y hacerlo sentir mejor. Pida a su equipo de atención médica que le recomiende un programa de ejercicios.

Hable con su equipo de atención médica sobre cómo controlar los efectos secundarios de la hormonoterapia. Hay formas de disminuir o aliviar la mayoría de estas dificultades. Los huesos se pueden fortalecer con medicamentos y también con actividad física.

Hacer ejercicio y alimentarse de manera saludable también pueden ayudar a combatir la fatiga, mejorar el estado de ánimo y mantener un peso saludable.

Ensayos clínicos

Otra manera de recibir tratamiento para el cáncer de próstata puede ser a través de un ensayo clínico.

Un ensayo clínico es un tipo de estudio de investigación médica. Después de desarrollar y analizar en un laboratorio nuevas formas posibles de combatir el cáncer, es necesario estudiarlas en las personas.

Si en un ensayo clínico se determina que un fármaco, un dispositivo o un método de tratamiento es seguro y eficaz, es posible que lo apruebe la FDA de Estados Unidos.

Todas las personas con cáncer deben considerar atentamente todas las opciones de tratamiento que existen para tratar su tipo de cáncer, incluidos los tratamientos habituales y los ensayos clínicos. Converse con su médico para evaluar si tiene sentido participar en un ensayo clínico.

Fases

La mayoría de los ensayos clínicos sobre el cáncer se centran en el tratamiento y se realizan por fases.

- En los ensayos de **fase 1**, se estudian la seguridad y los efectos secundarios de un fármaco en investigación o un método de tratamiento.
- En los ensayos de **fase 2**, se evalúa el grado en que un fármaco o método actúa contra un tipo de cáncer específico.
- En los ensayos de **fase 3**, se evalúa el fármaco o el método en comparación con el tratamiento habitual. Si los resultados son buenos, puede ser aprobado por la FDA.
- En los ensayos de **fase 4**, se estudian la seguridad y el beneficio de un tratamiento aprobado por la FDA.

¿Quién puede inscribirse?

Depende de las normas del ensayo clínico, denominadas criterios de elegibilidad. Las normas pueden referirse a la edad, el tipo y el estadio del cáncer, los antecedentes de tratamiento o el estado de salud general. Estos garantizan que los participantes se asemejen en formas específicas y que el ensayo sea lo más seguro posible para los participantes.

Todas las personas con cáncer pueden solicitar información sobre los ensayos clínicos y deben recibirla.

Conocer todas sus opciones significa no perder la oportunidad de participar en ensayos clínicos sobre nuevos tratamientos prometedores.

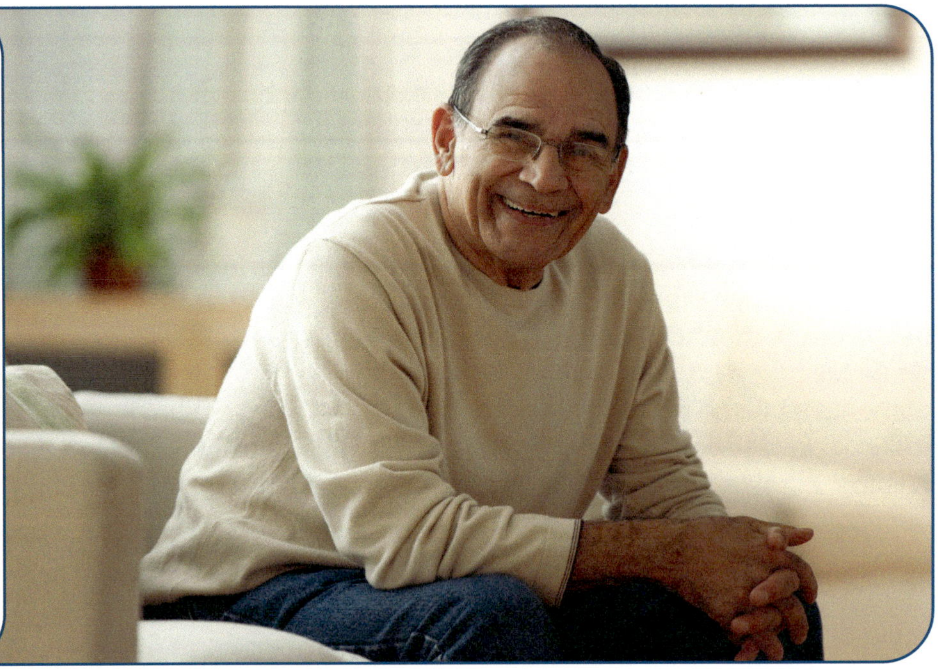

> **Sin ensayos clínicos, nuestro tratamiento no cambiaría. Sería siempre el mismo. Algunos se refieren a los ensayos clínicos como una forma de recibir hoy el mejor tratamiento de mañana".**

Consentimiento informado

Un equipo de investigación administra los ensayos clínicos. Este grupo de expertos revisará el estudio con usted en detalle, incluidos el propósito, y los riesgos y beneficios de participar.

Toda esta información también se proporciona en un formulario de consentimiento informado. Lea el formulario detenidamente y haga preguntas antes de firmarlo. Tómese el tiempo que necesite para conversar con personas de su confianza.

Tenga en cuenta que puede dejar el ensayo clínico y recibir un tratamiento fuera del ensayo clínico en cualquier momento.

¿Recibiré un placebo?

Los placebos (versiones inactivas de medicamentos reales) casi nunca se usan solos en los ensayos clínicos sobre el cáncer. Es común recibir el placebo con el tratamiento habitual o el medicamento nuevo con el tratamiento estándar.

Antes de inscribirse, se le informará, verbalmente y por escrito, si el ensayo clínico tiene previsto el uso de un placebo.

Dónde buscar ensayos clínicos

En los Estados Unidos

Centros oncológicos de NCCN
NCCN.org/cancercenters

The National Cancer Institute (NCI)
cancer.gov/about-cancer/treatment/clinical-trials/search

En el mundo

The U.S. National Library of Medicine (NLM)
clinicaltrials.gov

¿Necesita ayuda para buscar un ensayo clínico?

Servicio de Información de Cáncer (Cancer Information Service, CIS) del NCI
+1 800.4.CANCER (+1 800.422.6237)
cancer.gov/contact

¿Los ensayos clínicos son gratuitos?

No tiene que pagar nada para inscribirse en un ensayo clínico. El patrocinador del estudio paga los costos relacionados con la investigación, incluido el fármaco del estudio. Pero es posible que tenga que pagar otros servicios, como transporte o servicios de cuidado infantil, debido a las consultas adicionales. Durante el ensayo, continuará recibiendo la atención habitual contra el cáncer. Este tipo de atención a menudo está cubierta por el seguro.

Tratamiento complementario

El tratamiento complementario es una parte importante de su atención oncológica. Tiene como objetivo mejorar su calidad de vida durante el tratamiento del cáncer y después de este. El tratamiento complementario es para todas las personas con cáncer y sus familias, no solo para las que se encuentran al final de la vida. También se conoce como cuidados paliativos.

El tratamiento complementario incluye una amplia variedad de servicios. Previene o maneja los síntomas del cáncer y los efectos secundarios del tratamiento del cáncer, como el dolor y la fatiga relacionada con la enfermedad. También aborda los problemas mentales, sociales, emocionales y espirituales a los que se enfrentan las personas con cáncer.

El tratamiento complementario proporciona ayuda con otras necesidades, como las siguientes:

- Toma de decisiones sobre el tratamiento.
- Coordinación de la atención médica.
- Pago de la atención médica.
- Planificación anticipada de la atención y relacionada con el final de la vida

Las personas que reciben tratamiento complementario cuando comienzan la terapia suelen tener mejores resultados y mejor calidad de vida.

El tratamiento complementario afecta a todos los aspectos de la persona, no solo a su cáncer. Si tiene algún problema que interfiere en su tratamiento o afecta su calidad de vida, pregunte por los recursos de tratamientos complementarios disponibles para brindarle ayuda.

Lea más sobre los tipos de apoyo que puede recibir en *NCCN Guidelines for Patients: Cuidados paliativos* en NCCN.org/patientguidelines y en la aplicación NCCN Patient Guides for Cancer.

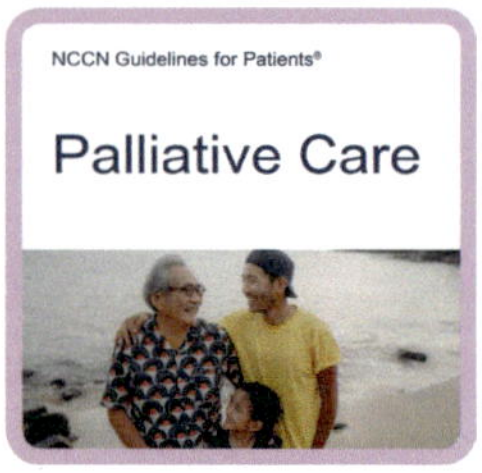

Grupos de apoyo

Muchas personas con diagnóstico de cáncer consideran útiles los grupos de apoyo. Un grupo de apoyo ofrece la oportunidad de hablar con otras personas que están pasando o han pasado por experiencias similares.

Los grupos de apoyo suelen incluir a personas en diferentes etapas del tratamiento. Algunas pueden estar recién diagnosticadas, mientras que otras pueden haber terminado el tratamiento.

Si no hay grupos de apoyo para personas con cáncer de próstata en su hospital o en su comunidad, consulte los sitios web que aparecen en las páginas 71 y 72 de esta guía.

Sus objetivos de tratamiento

El cáncer y la situación de vida de cada persona son diferentes. A continuación, le ofrecemos una autoevaluación paso a paso que le permitirá pensar en lo que más le importa, para que pueda hablar con su médico y su equipo de atención médica sobre sus objetivos para el tratamiento.

Paso 1: comprender qué es la toma de decisiones compartida

Su médico es el experto en el cáncer de próstata y sus tratamientos. Usted es el experto en **usted**: su cuerpo, sus valores y sus prioridades en la vida. Trabajar en conjunto con sus médicos y su equipo de atención médica ayuda a elaborar un plan que se adapte tanto a sus necesidades médicas como a sus objetivos personales. Esto se denomina toma de decisiones compartida.

Paso 2: conocer qué es lo más importante para usted

A continuación, encontrará ejemplos de objetivos de tratamiento frecuentes. Marque (✓) los que sean importantes para usted o añada propios en los espacios en blanco.

Paso 3: preguntas para hacerle a su equipo de atención médica

Utilice las preguntas que se incluyen al final de cada capítulo de esta guía para iniciar conversaciones con sus médicos y su equipo de atención médica.

Paso 4: revisión y repaso de sus objetivos

Sus objetivos pueden cambiar con el tiempo a medida que su tratamiento y sus circunstancias vitales evolucionan. Revise esta autoevaluación periódicamente y comparta las actualizaciones con su equipo de atención médica.

Sus objetivos de salud y de tratamiento

- ☐ Vivir el mayor tiempo posible y con la mejor calidad de vida posible.
- ☐ Prevenir o controlar síntomas como el dolor, la fatiga o los problemas urinarios.
- ☐ Prevenir o retrasar el crecimiento o la extensión del cáncer.
- ☐ Controlar los efectos secundarios del tratamiento.

Sus objetivos de calidad de vida

- ☐ Continuar con mis actividades diarias.
- ☐ Conservar la capacidad de tener una erección.
- ☐ Evitar o minimizar la pérdida de control urinario.
- ☐ Gestionar el gasto económico del tratamiento.
- ☐ Mantener mi independencia y movilidad.
- ☐ Tener información y participar en todas las decisiones relacionadas con el tratamiento.
- ☐ Pasar tiempo de calidad con mi familia y amigos.

Agregue otros objetivos e inquietudes personales

- ☐ ____________________
- ☐ ____________________
- ☐ ____________________

Puntos clave

- El seguimiento activo es la estrategia preferida para la mayoría de las personas que tienen cáncer de próstata de menor riesgo y mayor esperanza de vida.
- La prostatectomía radical es la cirugía que extirpa toda la próstata, el tejido circundante, las vesículas seminales y, en ocasiones, los ganglios linfáticos cercanos de la zona pélvica.
- La radioterapia actúa con precisión sobre el cáncer de próstata para eliminar las células cancerosas o evitar que se formen células nuevas.
- La hormonoterapia trata el cáncer de próstata ya sea para detener la producción de testosterona o para bloquear el uso de testosterona por parte de las células cancerosas.
- La castración describe una reducción drástica de la testosterona. Suele realizarse con medicamentos.
- El tratamiento complementario es importante en cualquier estadio del cáncer, no solo al final de la vida.

Preguntas para hacer

- ¿Puedo elegir cuándo comenzar el tratamiento?
- ¿Cuánto tiempo tengo para decidir qué hacer?
- ¿Alguna alternativa ofrece una cura o control del cáncer a largo plazo?
- ¿Qué efectos secundarios son los más frecuentes y cuánto suelen durar?
- ¿Qué tratamientos y servicios complementarios están a mi disposición y a la de mis cuidadores?

“

Me di cuenta de que solo había unas pocas variables que podía controlar: dormir, comer, hacer ejercicio, pasar tiempo con mis familiares y amigos, y tener una actitud mental positiva. Me concentré en las cosas en las que podía influir personalmente y dejé de pensar en todas las situaciones hipotéticas”.

6

Tratamiento inicial para su grupo de riesgo

Le hicieron muchos estudios para determinar su grupo de riesgo. Ahora, su equipo de atención médica y usted usarán su evaluación de riesgos para decidir sus opciones de tratamiento inicial.

¿Su médico o equipo de atención médica le ha dicho a qué grupo de riesgo pertenece? Si conoce su grupo de riesgo, búsquelo en las siguientes páginas para obtener información sobre sus opciones de tratamiento inicial.

Riesgo bajo

El grupo de riesgo bajo incluye pacientes que presentan todas las siguientes características:

- Estadio tumoral T1 a T2a.
- Grupo de grado 1.
- Antígeno prostático específico (PSA) inferior a 10 ng/ml.

Los expertos de la NCCN están preocupados por el tratamiento excesivo de este cáncer de próstata en estadio temprano. Un resultado del tratamiento excesivo es que puede causar más problemas que la enfermedad misma. Para muchos pacientes, especialmente para quienes tienen cáncer de próstata de bajo riesgo, el seguimiento activo o la observación pueden ser mejores opciones que el tratamiento directo.

Las opciones de manejo se basan en el cálculo de la esperanza de vida. A continuación, se describen las opciones de manejo inicial para el cáncer de próstata de riesgo bajo y se muestran en la **Guía 6.**

Esperanza de vida: 10 años o más

Si su cáncer de próstata es de riesgo bajo y su esperanza de vida estimada es de 10 años o más, probablemente reciba seguimiento activo.

Seguimiento activo
Seguimiento activo significa que su equipo de atención médica observará su estado con atención y estará listo para comenzar el tratamiento si es necesario.

Guía 6
Grupo de riesgo bajo: opciones de tratamiento inicial

Estimación de la esperanza de vida	Tratamiento inicial	Seguido por
10 años o más	Seguimiento activo (opción preferida)	
	Radioterapia	Estudios para la recidiva del PSA
	Cirugía de próstata*	Estudios para la persistencia y recidiva del PSA
Menos de 10 años	Observación	

** Consulte las características adversas en la Guía 8.*

El seguimiento activo es la opción preferida si tiene un cáncer de próstata de crecimiento lento y una mayor esperanza de vida.

Los estudios durante el seguimiento activo incluyen análisis de PSA, tacto rectal, RM y biopsias. Estos estudios se realizan de forma periódica, de modo que se pueda iniciar el tratamiento cuando sea necesario. Consulte la **Guía 7**.

Para determinar si es un buen candidato para el seguimiento activo, es posible que necesite una RM confirmatoria (si no se la han hecho ya). La RM confirmatoria puede hacerse con o sin biopsia de próstata o pruebas de biomarcadores confirmatorios.

Debe hacerse una biopsia de próstata confirmatoria a todos los pacientes uno o dos años después de la biopsia inicial para ver si se produjeron cambios con el tiempo.

Radioterapia

Si tiene una esperanza de vida de más de 10 años, puede decidirse por recibir tratamiento ahora en lugar del seguimiento activo. Los tipos de cáncer de riesgo bajo se pueden tratar con radioterapia, ya sea radioterapia de haz externo (RTHE) o braquiterapia.

> **"Es importante que entienda por lo que está pasando. Si su médico le dice algo que usted no entiende, no se limite a asentir como si lo entendiera. Dígale: "No entiendo muy bien qué significa esto" o "No entiendo muy bien lo que acaba de decir. ¿Puede explicarlo de forma más sencilla?".**

Guía 7
Estudios durante el seguimiento activo

Prueba	Frecuencia
Análisis de PSA	Una o dos veces al año o cuando sea necesario
Tacto rectal	Una vez al año o cuando sea necesario
RM	Cada 1 o 2 años o cuando sea necesario
Biopsia de próstata	Cada 1 o 3 años o cuando sea necesario

Cirugía de próstata

La cirugía de próstata (prostatectomía radical) extirpa toda la próstata. No es una opción de tratamiento habitual para las personas con cáncer de próstata de riesgo bajo.

Una vez extirpada la próstata, el anatomopatólogo busca signos de enfermedad llamados características adversas (o de alto riesgo). Consulte la **Guía 8**. Las características adversas sugieren que no se extirpó todo el cáncer durante la cirugía.

Incluso con características adversas, la estrategia preferida para cáncer de próstata de bajo riesgo es el monitoreo. El monitoreo implica análisis de PSA periódicos y, posiblemente, tacto rectal. Si su nivel de PSA aumenta durante el monitoreo, le harán otros estudios para determinar si el cáncer ha reaparecido.

Si los resultados de los estudios no muestran características adversas, se lo controlará por si reaparece el cáncer.

Esperanza de vida: menos de 10 años

Si su cáncer de próstata es de riesgo bajo y su esperanza de vida es inferior a 10 años, se recomienda la observación.

Observación

La observación es para las personas cuyo cáncer de próstata no causa síntomas y que tienen otros problemas de salud más graves.

La observación implica análisis de PSA ocasionales y observación de los síntomas que se pueden tratar con cuidados paliativos.

Guía 8
Características adversas que pueden encontrarse después de la cirugía de próstata

Si los estudios indican alguna de estas características de alto riesgo después de la cirugía de próstata, es posible que necesite tratamiento adicional:	• Cáncer en el borde del tejido extirpado en la cirugía de próstata (margen quirúrgico). • Hay cáncer fuera de la capa que rodea la próstata. • Hay cáncer en las vesículas seminales.

Acerca de los grupos de riesgo intermedio

El cáncer de próstata de riesgo intermedio no se ha extendido fuera de la próstata. No tiene características de alto riesgo o muy alto riesgo, pero tiene **uno o más** de los siguientes factores de riesgo intermedio:

- Estadio tumoral T2b o T2c.
- Grupo de grado 2 o 3.
- PSA de 10 a 20 ng/ml.

El grupo de riesgo intermedio también se divide en subgrupos de riesgo **reducido** o **elevado**.

El tratamiento depende de si su cáncer de próstata es de riesgo intermedio reducido o de riesgo intermedio elevado.

Riesgo intermedio reducido

Las personas que presentan solo una de las siguientes características tienen riesgo intermedio reducido:

- Estadio tumoral T2b o T2c.
- Grupo de grado 2.
- PSA de 10 a 20 ng/ml.

Además de tener una de estas características, otro indicio de tener un riesgo intermedio reducido es que menos de la mitad de los cilindros tisulares extirpados durante la biopsia presentan cáncer.

Las opciones de tratamiento para las personas con cáncer de riesgo intermedio reducido se indican en la **Guía 9**. Las opciones de tratamiento se basan en el cálculo de la esperanza de vida.

Guía 9
Grupo de riesgo intermedio reducido: opciones de tratamiento inicial

Estimación de la esperanza de vida	Tratamiento inicial	Seguido por
10 años o más	Seguimiento activo	
	Radioterapia	Estudios para la recidiva del PSA
	Cirugía de próstata*	Estudios para la persistencia y recidiva del PSA
De 5 a 10 años	Observación (opción preferida)	
	Radioterapia	Estudios para la recidiva del PSA

** Consulte las características adversas en la Guía 8.*

Esperanza de vida: 10 años o más

Si tiene cáncer de próstata de riesgo intermedio reducido y su esperanza de vida estimada es de 10 años o más, las opciones de tratamiento inicial incluyen seguimiento activo, radioterapia o quizás cirugía de próstata.

Seguimiento activo

El seguimiento activo consiste en realizar estudios de forma periódica, de modo que se pueda iniciar el tratamiento cuando sea necesario.

Para determinar si es un buen candidato para el seguimiento activo, es posible que necesite una RM confirmatoria (si no se la han hecho ya) y una biopsia de próstata confirmatoria con o sin análisis de biomarcadores. Realizar pruebas confirmatorias es una manera de saber si su cáncer de próstata no es peor de lo que parece.

Los pacientes del grupo de riesgo intermedio reducido que son candidatos particularmente buenos para seguimiento activo tienen cáncer con un bajo porcentaje de patrón de Gleason 4, tumor de bajo volumen (en el que menos cilindros tisulares contienen cáncer), baja densidad de PSA o riesgo genómico bajo.

No se recomienda el seguimiento activo para personas en el grupo de riesgo intermedio reducido cuyas células cancerosas vistas al microscopio indican un mayor riesgo de cáncer agresivo o recurrente. La prostatectomía radical o la radioterapia son opciones más eficaces en estos casos.

Después del tratamiento para el cáncer de próstata de riesgo intermedio reducido, el nivel de PSA se debe controlar de cerca para detectar cualquier cambio. Consulte la **Guía 9**.

Radioterapia

La radioterapia es una opción de tratamiento para algunas personas con cáncer de próstata de riesgo intermedio reducido. Si es una buena opción para usted puede depender de varios factores, entre otros, el tamaño del tumor o los resultados de una prueba de riesgo especializada. Las radioterapias incluyen RTHE o braquiterapia.

Cirugía de próstata

Si tiene una esperanza de vida estimada de 10 años o más, la cirugía para extirpar la próstata (prostatectomía radical) puede ser una opción.

Ocasionalmente, también pueden extirparse los ganglios linfáticos pélvicos en personas con cáncer de próstata de riesgo intermedio reducido. (Su médico puede estimar el riesgo de cáncer en estos ganglios linfáticos mediante un nomograma). El procedimiento quirúrgico llamado linfadenectomía pélvica se realiza para extirpar los ganglios linfáticos y analizarlos a fin de determinar si hay cáncer.

Si se detecta alguna característica adversa en la próstata (consulte la **Guía 8**), la opción preferida es someterse a un control en lugar de un tratamiento adicional inmediato. El tratamiento adicional, de ser necesario, suele ser radioterapia con o sin hormonoterapia.

Después de su tratamiento, su equipo lo controlará por si hay algún signo de que el cáncer reaparezca (recidiva). El monitoreo implica análisis de PSA periódicos y, posiblemente, tacto rectal. Si su nivel de PSA aumenta durante el monitoreo, le harán otros estudios para determinar si el cáncer ha reaparecido.

Esperanza de vida: entre 5 y 10 años

Si tiene cáncer de próstata de riesgo intermedio reducido y su esperanza de vida estimada es entre 5 y 10 años, las opciones incluyen observación o quizás radioterapia.

Observación
La observación es la opción preferida para las personas en esta situación. La observación implica análisis de PSA ocasionales y observación de los síntomas que se pueden tratar con cuidados paliativos.

Radioterapia
La radioterapia es una opción de tratamiento para algunas personas cuyo cáncer de riesgo intermedio reducido puede crecer o presentar síntomas durante su vida. Las radioterapias incluyen RTHE o braquiterapia.

Riesgo intermedio elevado

Las personas del subgrupo de riesgo intermedio elevado tienen cáncer de próstata de grupo de grado 3 **o** cáncer en más de la mitad de los cilindros tisulares. También tienen una o dos de las siguientes características:

- Estadio tumoral T2b o T2c.
- PSA de 10 a 20 ng/ml.

Las opciones de tratamiento para el cáncer de riesgo intermedio elevado se indican en la **Guía 10**. Las opciones de tratamiento se basan en la esperanza de vida.

Guía 10
Grupo de riesgo intermedio elevado: opciones de tratamiento inicial

Estimación de la esperanza de vida	Tratamiento inicial	Seguido por
10 años o más	Cirugía de próstata con o sin extirpación de ganglios linfáticos pélvicos*	Estudios para la persistencia y recidiva del PSA
	Radioterapia y TSA	Estudios para la recidiva del PSA
De 5 a 10 años	Observación	
	Radioterapia y TSA	Estudios para la recidiva del PSA

** Consulte las características adversas en la Guía 8.*

Esperanza de vida: 10 años o más

Si tiene cáncer de próstata de riesgo intermedio elevado y su esperanza de vida estimada es de 10 años o más, las opciones de tratamiento inicial incluyen prostatectomía radical o radioterapia con hormonoterapia.

Cirugía de próstata

La extirpación quirúrgica de la próstata (prostatectomía radical) es la opción recomendada para las personas en este grupo de riesgo.

También es posible que le extirpen los ganglios linfáticos pélvicos si hay un pequeño riesgo de que el cáncer se extienda hacia ellos. (Su médico determinará este riesgo mediante un nomograma). El procedimiento quirúrgico llamado linfadenectomía pélvica se realiza para extirpar los ganglios linfáticos y analizarlos a fin de determinar si hay cáncer.

Incluso si se detectan algunas características adversas (consulte la **Guía 8**), la opción preferida es someterse a un control en lugar de un tratamiento adicional.

Si los resultados de los estudios no encuentran características de alto riesgo después de la cirugía de próstata, su equipo de tratamiento lo controlará por si hay algún signo de que el cáncer reaparezca (recidiva). El monitoreo implica análisis de PSA periódicos y, posiblemente, tacto rectal. Si su nivel de PSA aumenta durante el monitoreo, le harán otros estudios para determinar si el cáncer ha reaparecido.

Radioterapia y hormonoterapia

La radioterapia con hormonoterapia es también una opción de tratamiento inicial para las personas con riesgo intermedio elevado y una esperanza de vida de 10 años o más.

Las opciones de radioterapia incluyen RTHE o braquiterapia. El tipo de radioterapia que recibirá dependerá de diversos factores, entre otros, la extensión del cáncer.

La hormonoterapia es un tratamiento de supresión androgénica (TSA) durante 4 a 6 meses, que es preferible realizar durante la radioterapia y después de ella.

La radioterapia combinada con hormonoterapia a largo plazo puede ser un tratamiento inicial eficaz para las personas de riesgo alto o muy alto.

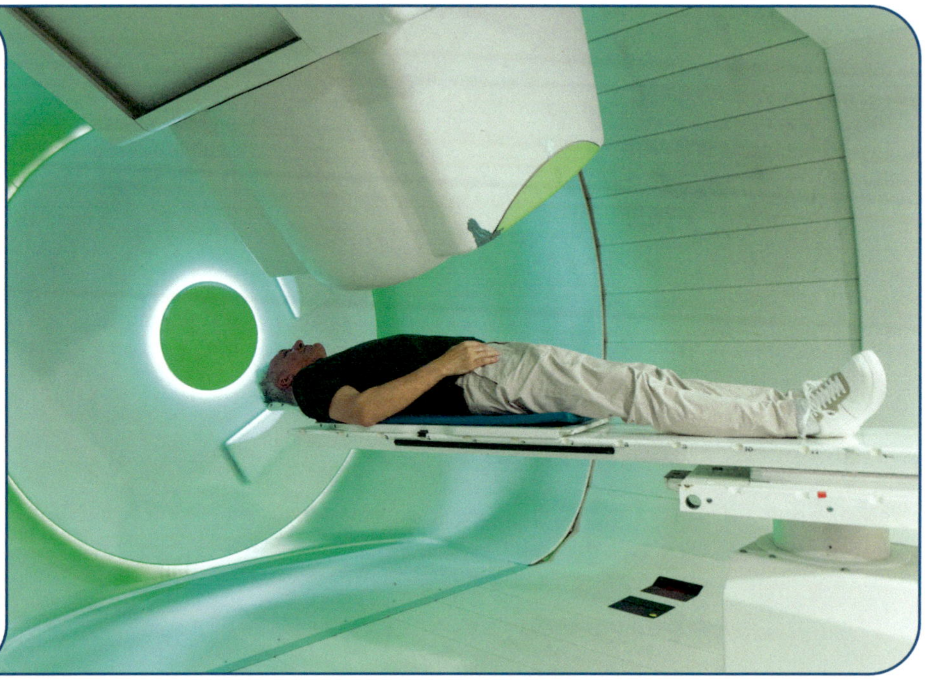

Esperanza de vida: entre 5 y 10 años

Si tiene cáncer de próstata de riesgo intermedio elevado y su esperanza de vida estimada es de entre 5 y 10 años, sus opciones incluyen observación o radioterapia con hormonoterapia.

Observación
Como el cáncer puede progresar muy lentamente como para causar problemas en 5 a 10 años, no se recomienda el seguimiento activo para las personas de este grupo de riesgo. En cambio, la observación es la opción recomendada.

La observación implica análisis de PSA ocasionales y observación de los síntomas que se pueden tratar con cuidados paliativos.

Radioterapia y hormonoterapia
La radioterapia con hormonoterapia (TSA) también es una opción para las personas del grupo de riesgo intermedio elevado con una esperanza de vida estimada de entre 5 y 10 años.

La radioterapia incluye RTHE o braquiterapia junto con 4 a 6 meses de hormonoterapia. Deber recibir la hormonoterapia preferiblemente durante y después de la radioterapia, en lugar de antes de ella.

Riesgo alto o muy alto

En el grupo de **riesgo alto**, se encuentran las personas cuyo cáncer tiene al menos una de las siguientes características:

- Estadio tumoral T3 a T4.
- Grupo de grado 4 o 5.
- PSA superior a 20 ng/ml.

En el grupo de **riesgo muy alto**, se encuentran las personas cuyo cáncer tiene al menos dos de las siguientes características:

- Estadio tumoral T3 a T4.
- Grupo de grado 4 o 5.
- PSA superior a 40 ng/ml.

El tratamiento es más agresivo para el cáncer de próstata de riesgo alto o muy alto. Las opciones de tratamiento dependen de la esperanza de vida y de la presencia de síntomas. Consulte la **Guía 11**.

Esperanza de vida: más de 5 años o presenta síntomas

Si su esperanza de vida estimada es superior a 5 años o si presenta síntomas, existen varias opciones de tratamiento inicial:

Radioterapia y hormonoterapia
La radioterapia combinada con hormonoterapia a largo plazo puede ser un tratamiento inicial eficaz para el cáncer de próstata de riesgo alto o muy alto.

Para este tratamiento, la hormonoterapia se administra antes, durante y después de la RTHE durante 18 meses a 3 años.

Otra opción de radioterapia, si se dispone de ella, es la RTHE combinada con braquiterapia y hormonoterapia a largo plazo (de 1 a 3 años).

La combinación de RTHE y braquiterapia permite un control más preciso de la dosis de radiación. Cuando se agrega hormonoterapia a esta combinación, los resultados de los pacientes suelen mejorar.

En ocasiones, a algunas personas que reciben esta combinación de tratamientos se les administra un ciclo más breve de hormonoterapia (1 año).

También existe una opción de tratamiento solo para determinadas personas con cáncer de próstata de riesgo muy alto: La abiraterona (Zytiga) se puede combinar con radioterapia y dos años de hormonoterapia.

Cirugía de próstata

Para quienes tienen una esperanza de vida superior a 5 años, la prostatectomía radical es una opción para las personas del grupo de riesgo alto y determinados pacientes del grupo de riesgo muy alto. Su edad y su estado general de salud son factores para decidir si esta es una buena opción para usted.

Guía 11
Grupos de riesgo alto y muy alto: opciones de tratamiento inicial

Estimación de la esperanza de vida	Tratamiento inicial	Seguido por
Más de 5 años o presenta síntomas	Radioterapia y TSA	Estudios para la recidiva del PSA
	Solo para cáncer de riesgo muy alto: Radioterapia, TSA y abiraterona (Zytiga)	Estudios para la recidiva del PSA
	Cirugía de próstata*	Estudios para la persistencia y recidiva del PSA
5 años o menos y no presenta síntomas	Observación	
	Radioterapia y TSA	Estudios para la recidiva del PSA
	Radioterapia	Estudios para la recidiva del PSA

** Consulte las características adversas en la Guía 8.*

Después de la intervención quirúrgica, se analizará el tejido prostático extirpado. Es posible que necesite tratamiento adicional si el cáncer se ha extendido a los ganglios linfáticos o si se encuentran características adversas (de alto riesgo) (**consulte la Guía 8**).

- **Sin características adversas:** si en los resultados del estudio no se encuentran características adversas en el tejido prostático, no se necesita más tratamiento. Se realizará un control del cáncer. El monitoreo implica análisis de PSA periódicos y, posiblemente, tacto rectal. Si su nivel de PSA comienza a elevarse durante la etapa de monitoreo, es posible que necesite tratamiento para la recidiva del PSA.
- **Con características adversas:** si en los resultados del estudio se encuentran características adversas, pero no se detecta cáncer en los ganglios linfáticos después de la cirugía, la opción preferida es el control de la recidiva del cáncer. El tratamiento adicional, normalmente RTHE y quizás hormonoterapia, también es una opción.
- **Cáncer en los ganglios linfáticos:** si la cirugía de próstata muestra que el cáncer se ha extendido a los ganglios linfáticos, pero usted no tiene otras características adversas, el tratamiento adicional con radioterapia con o sin hormonoterapia puede ser su próxima opción. El monitoreo también es una opción razonable si su nivel de PSA no es detectable. Sin embargo, si su nivel de PSA comienza a elevarse durante la etapa de monitoreo, es posible que necesite tratamiento para la recidiva del PSA.

El tratamiento adicional y la recidiva del PSA se describen con más detalle en el *Capítulo 7: Persistencia y recidiva del PSA*.

Tratamiento complementario
Además de estos tratamientos, también puede recibir tratamiento complementario (cuidados paliativos).

El tratamiento complementario apunta a aliviar los síntomas causados por el cáncer y los efectos secundarios producidos por su tratamiento.

Esperanza de vida: 5 años o menos sin síntomas

Si tiene un riesgo alto o muy alto y una esperanza de vida estimada de 5 años o menos, debe someterse a una gammagrafía ósea para determinar si el cáncer se ha extendido a los huesos. También es posible que le hagan estudios de diagnóstico por imágenes del abdomen y la zona pélvica para detectar cáncer en los ganglios linfáticos y otras zonas cercanas a la próstata. La detección de cáncer en estas zonas afectará el tratamiento que reciba. Consulte la **Guía 11**.

Pero si el cáncer **no se ha** extendido a los huesos, ganglios linfáticos u órganos, hay tres opciones disponibles:

Observación
Para las personas con cáncer de mayor riesgo y menor esperanza de vida, el mejor tratamiento puede ser no recibir ningún tratamiento. La observación implica principalmente análisis de PSA ocasionales y observación de los síntomas que se pueden tratar con cuidados paliativos.

Radioterapia y hormonoterapia
La radioterapia combinada con hormonoterapia a largo plazo puede ser un tratamiento primario eficaz para los pacientes con cáncer de riesgo alto o muy alto. La hormonoterapia se administra antes, durante y después de la RTHE durante 18 meses a 3 años.

Radioterapia
La RTHE sola es una opción de tratamiento para algunas personas con cáncer de próstata de riesgo alto o muy alto. La braquiterapia propiamente dicha no es una opción, pero puede añadirse a

la RTHE como refuerzo de la radioterapia en el cáncer de próstata de riesgo alto o muy alto.

Tratamiento complementario
Además de estos tratamientos, también puede recibir tratamiento complementario (cuidados paliativos). El tratamiento complementario apunta a aliviar los síntomas causados por el cáncer y los efectos secundarios producidos por su tratamiento.

Pruebas después del tratamiento

Después del tratamiento inicial, se controlará que no presente un aumento del PSA o recidiva del cáncer. El monitoreo implica realizar estos estudios de seguimiento:

- Análisis de PSA cada 6 a 12 meses durante 5 años, luego una vez al año.
- Posiblemente, un tacto rectal, si su médico sospecha recidiva del cáncer.

El análisis de PSA puede hacerse con mayor frecuencia en las personas con cáncer de próstata de riesgo alto y muy alto.

Si su nivel de PSA (o el examen de tacto rectal, si se realiza) indica que el cáncer ha regresado, podrían hacer estudios de diagnóstico por imágenes, una biopsia o tratamiento adicional (o diferente). Consulte el *Capítulo 7: Persistencia y recidiva del PSA*.

Puntos clave

- Las personas que elijan el seguimiento activo deben hacerse una biopsia de próstata confirmatoria uno o dos años después de la biopsia inicial.
- Si hay riesgo de que el cáncer se haya extendido o se disemine a los ganglios linfáticos de la zona pélvica, se puede realizar un procedimiento para extirpar los ganglios linfáticos y analizarlos a fin de determinar si hay cáncer.
- Si tiene características adversas después de una prostatectomía radical, es probable que lo sometan a un control en lugar de recibir un tratamiento adicional.
- Si su nivel de PSA comienza a elevarse después del tratamiento, es posible que necesite tratamiento adicional para la recidiva del PSA. Si su nivel de PSA no disminuye lo suficiente después del tratamiento, es posible que necesite tratamiento adicional para la persistencia del PSA.

Preguntas para hacer

- ¿Cuánto tiempo tomará mi tratamiento?
- ¿Cubrirá mi seguro el tratamiento que me recomiendan?
- ¿Sugiere opciones diferentes a las que recomienda NCCN? Si es así, ¿por qué?
- ¿Cómo sabrá si el tratamiento es eficaz?
- ¿Qué probabilidades hay de que el cáncer empeore o regrese?

7

Persistencia y recidiva del PSA

Incluso después del tratamiento con cirugía de próstata o radioterapia, es posible que su nivel de antígeno prostático específico (PSA) no disminuya lo suficiente. O bien, su nivel de PSA puede caer pero, en algún momento, comienza a subir de nuevo. Por lo general, estos son signos de que necesitará más tratamiento.

Si se sometió a una prostatectomía radical, se deben haber eliminado todas las células que producen el antígeno prostático específico (PSA) durante la cirugía. Por lo tanto, su nivel de PSA debe ser indetectable. Si se sometió a radioterapia, su nivel de PSA debería disminuir constantemente y permanecer en un nivel bajo.

Sin embargo, en aproximadamente 1 de cada 3 personas tratadas para cáncer de próstata localizado (cáncer que se encuentra solo en la próstata), el nivel de PSA no baja lo suficiente (esto se llama persistencia del PSA) o cae a casi cero, pero con el tiempo comienza a aumentar nuevamente (esto se llama recidiva del PSA).

Se considera que el PSA es persistente si no ha descendido lo suficiente en el momento en que se realiza el primer análisis de PSA después de la cirugía.

Es posible que la recidiva del PSA no se presente durante varios años después del tratamiento inicial.

La persistencia y la recidiva del PSA pueden ser indicios de que el cáncer no ha desaparecido por completo o de que ha vuelto a aparecer en otra parte del cuerpo. Por estas razones, el tratamiento para la persistencia y recidiva del PSA suele incluir tratamientos locales y de todo el cuerpo.
El tratamiento local suele ser la radioterapia, mientras que el tratamiento de todo el cuerpo implica hormonoterapia.

Un aumento del PSA no necesariamente debe causar pánico. Suele haber tiempo para decidir el tratamiento correcto. En ocasiones no es necesario realizar un tratamiento y puede continuar con los controles.

Si tiene una esperanza de vida de 5 años o menos

Tenga en cuenta que las opciones de tratamiento mencionadas en este capítulo son para las personas con una esperanza de vida estimada de más de 5 años.

Para las personas que tienen una esperanza de vida estimada de 5 años o menos, la observación o los tratamientos complementarios (cuidados paliativos) pueden ser opciones más razonables que someterse a un tratamiento y lidiar con sus efectos secundarios.

Estudios de la persistencia o la recidiva

Antes de decidirse por algún tratamiento, tendrá que hacerse más estudios para averiguar qué tan agresivo puede ser el cáncer.

Lo primero que hará su equipo de atención médica es volver a evaluar su riesgo. Para determinar su nivel de riesgo actual, se tienen en cuenta muchos factores, no solo su nivel de PSA.

Dichos factores suelen incluir los siguientes:

- Su edad.
- Su estado de salud general.
- El tratamiento inicial que recibió y el tiempo transcurrido desde que lo recibió.
- Si tiene cáncer en los ganglios linfáticos u otros factores adversos.
- Velocidad de aumento de su PSA.

Si es necesario, las pruebas adicionales pueden incluir otra biopsia o estudios de diagnóstico por imágenes de cuerpo entero.

Si las pruebas detectan un aumento del PSA u otro signo de cáncer, conversará con su equipo de atención médica sobre los riesgos y beneficios de las posibles opciones de tratamiento.

Tratamiento para la persistencia o la recidiva

Si su esperanza de vida estimada es de más de 5 años, el tratamiento para la persistencia o recidiva depende principalmente de si su tratamiento anterior fue una prostatectomía radical o radioterapia. Consulte la **Guía 12**.

Guía 12
Tratamientos de la persistencia o recidiva del PSA:
Tiene una esperanza de vida estimada de más de 5 años.

Tratamiento inicial	Resultados de los estudios	Opciones de manejo de la persistencia o la recidiva
Prostatectomía radical	PSA elevado, pero no se detectaron otros signos de cáncer	• Radioterapia (opción preferida) con o sin tratamiento de supresión androgénica (TSA) • Monitoreo
	Se detectó cáncer en los ganglios linfáticos pélvicos	• Radioterapia y TSA • Radioterapia y hormonoterapia + abiraterona
	El cáncer se ha extendido a otra zona del cuerpo (hizo metástasis)	• Se requiere tratamiento avanzado
Radioterapia	PSA elevado o examen de tacto rectal anormal, pero no se detectaron otros signos de cáncer o Se detectó cáncer solo en la próstata o Se detectó cáncer en los ganglios linfáticos pélvicos	• Monitoreo • TSA • Prostatectomía radical y linfadenectomía pélvica con o sin TSA • Crioterapia con o sin TSA • Ultrasonidos concentrados de alta intensidad con o sin TSA • Nueva radioterapia con o sin TSA • Electroporación con o sin TSA
	El cáncer se ha extendido a otra zona del cuerpo (hizo metástasis)	• Se requiere tratamiento avanzado

Después de la cirugía de próstata

Si presenta una persistencia o recidiva del PSA y su tratamiento inicial fue la prostatectomía radical, su próximo tratamiento depende de los resultados de los estudios quirúrgicos.

No se ha encontrado ningún otro tipo de cáncer

Si su nivel de PSA está alto, pero los estudios no detectan cáncer en los ganglios linfáticos de la zona pélvica ni en ninguna otra parte del cuerpo, el tratamiento preferido es la radioterapia (RTHE) con o sin hormonoterapia. El monitoreo es una opción para determinadas personas.

Se detectó cáncer en los ganglios linfáticos

Si los estudios detectan cáncer en los ganglios linfáticos de la zona pélvica, es posible que se le administre radioterapia, posiblemente combinada con hormonoterapia. También se puede incluir tratamiento adicional con otro medicamento hormonal.

Se detectó cáncer en otra zona del cuerpo

Si los estudios detectan que el cáncer se ha extendido a otra zona del cuerpo, significa que el cáncer ha hecho metástasis y necesita un tratamiento más avanzado. Consulte *NCCN Guidelines for Patients: Cáncer de próstata en estadio avanzado* en NCCN.org/patientguidelines y en la aplicación NCCN Patient Guides for Cancer.

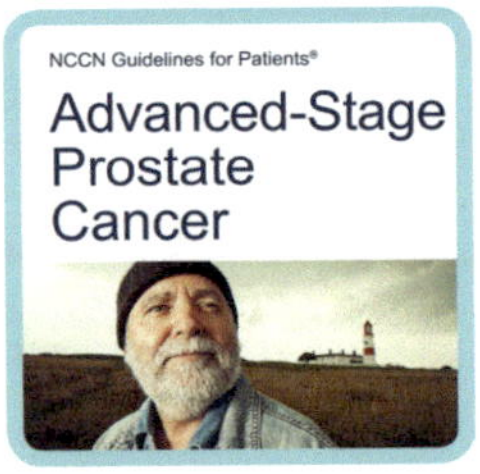

Después de la radioterapia

Si presenta una recidiva del PSA y su tratamiento inicial fue la radioterapia, su próximo tratamiento depende de los resultados de sus últimos estudios.

No se ha encontrado ningún otro tipo de cáncer

Si su nivel de PSA está alto, pero los estudios no detectan cáncer en los ganglios linfáticos pélvicos ni en ninguna otra parte del cuerpo, debe someterse a otra biopsia o simplemente que lo controlen con los estudios habituales.

Cáncer en la próstata (con o sin cáncer en los ganglios linfáticos pélvicos)

Si las pruebas detectan cáncer en la próstata y su tratamiento inicial fue radioterapia, el monitoreo podría ser una opción si los riesgos parecen bajos. El tratamiento activo suele incluir tratamiento de supresión androgénica (TSA) o tratamiento local, o ambos.

Si el cáncer también se encuentra en los ganglios linfáticos de la zona pélvica, se puede añadir otro medicamento hormonal al TSA o al tratamiento local. Si es necesario, se puede realizar una prostatectomía radical con extirpación de ganglios linfáticos pélvicos.

Tratamientos locales

Son tratamientos que enfocan la energía en las células cancerosas o en los tumores pequeños mientras evitan los órganos o tejidos cercanos sanos.

Los tratamientos locales están diseñados para ser menos agresivos que otros, como la cirugía o la radioterapia. Además, es menos probable que causen efectos secundarios, como disfunción eréctil o incontinencia urinaria.

Sin embargo, dado que la energía de los tratamientos locales no se propaga a gran distancia, solo se utilizan en determinados casos para el cáncer de próstata, especialmente en personas cuya esperanza de vida estimada es superior a cinco años.

El tratamiento local se puede administrar junto con la hormonoterapia para obtener un resultado más completo.

Estos son algunos tratamientos locales para el cáncer de próstata persistente o recidivante:

- **Crioterapia**: también conocida como criocirugía o crioablación, la crioterapia congela las células cancerosas para destruirlas.
- **Ultrasonidos concentrados de alta intensidad**: este tratamiento, también llamado HIFU, destruye el tejido prostático con el calor generado por ondas de ultrasonido de alta energía.
- **Nueva radioterapia**: se aplica más radioterapia, radioterapia de haz externo o radioterapia interna (braquiterapia), con el objetivo de alcanzar todo el cáncer de la próstata.
- **Electroporación**: este tratamiento transmite descargas rápidas de electricidad de alta tensión para destruir las células tumorales.

Se detectó cáncer en otra zona del cuerpo

Si los estudios detectan que el cáncer se ha extendido a otra zona del cuerpo, esto significa que el cáncer ha hecho metástasis y necesita un tratamiento más avanzado. Consulte *NCCN Guidelines for Patients: Cáncer de próstata avanzado.*

Supervivencia

La supervivencia se centra en la salud y el bienestar de una persona con cáncer, desde el diagnóstico hasta el final de su vida. Esto incluye los efectos físicos, mentales, emocionales, sociales y económicos que comienzan en el momento del diagnóstico, continúan durante el tratamiento y surgen posteriormente.

La supervivencia también incluye preocupaciones por los cuidados de seguimiento, los efectos tardíos del tratamiento, la recidiva del cáncer y la calidad de vida. El apoyo de familiares, amigos y cuidadores también es una parte importante de la supervivencia.

Consulte más información sobre la supervivencia en *NCCN Guidelines for Patients: Atención a los sobrevivientes para una vida saludable* y *Atención a los sobrevivientes para los efectos tardíos y a largo plazo relacionados con el cáncer*, disponible en NCCN.org/patientguidelines y en la aplicación NCCN Patient Guides for Cancer.

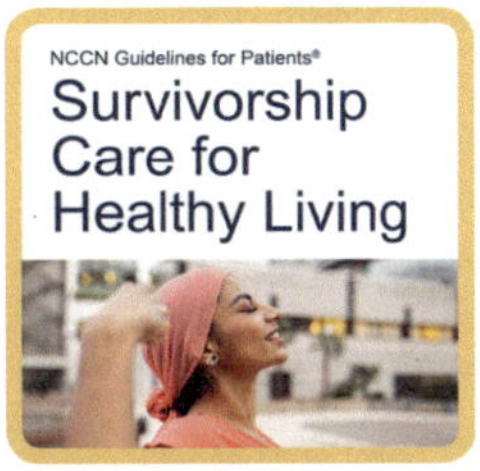

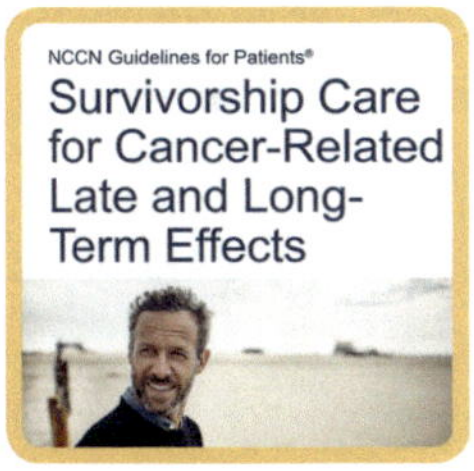

Puntos clave

- Después del tratamiento para el cáncer de próstata, algunas personas presentan una persistencia del antígeno prostático específico (PSA) (el nivel de PSA no disminuye lo suficiente) o recidiva del PSA (el nivel de PSA disminuye, pero luego comienza a aumentar nuevamente).
- La persistencia y la recidiva del PSA pueden ser indicios de que el cáncer no ha desaparecido por completo o de que puede reaparecer en otras partes del cuerpo.
- Si tiene persistencia o recidiva del PSA y una esperanza de vida de 5 años o menos, la observación puede ser una opción más razonable que someterse a un tratamiento.
- Si los estudios detectan que el cáncer se ha extendido a otra zona del cuerpo, esto significa que el cáncer ha hecho metástasis y necesita un tratamiento más avanzado.
- Puede tener cáncer de próstata y seguir disfrutando de la vida después del diagnóstico y el tratamiento.

Preguntas para hacer

- ¿Por qué cree que mi cáncer ha vuelto?
- ¿Debo consultar también con un médico oncólogo o un radiooncólogo, en función del próximo tratamiento que recibiré?
- Si la radioterapia no detuvo el cáncer la primera vez, ¿por qué debo recibirla nuevamente?
- ¿Cuáles son los beneficios y los riesgos de sumar la hormonoterapia a la radioterapia?

La supervivencia comienza con el diagnóstico. Se enfoca en su salud y bienestar antes, durante y después del tratamiento.

El apoyo de familiares, amigos y cuidadores es una parte importante de la supervivencia.

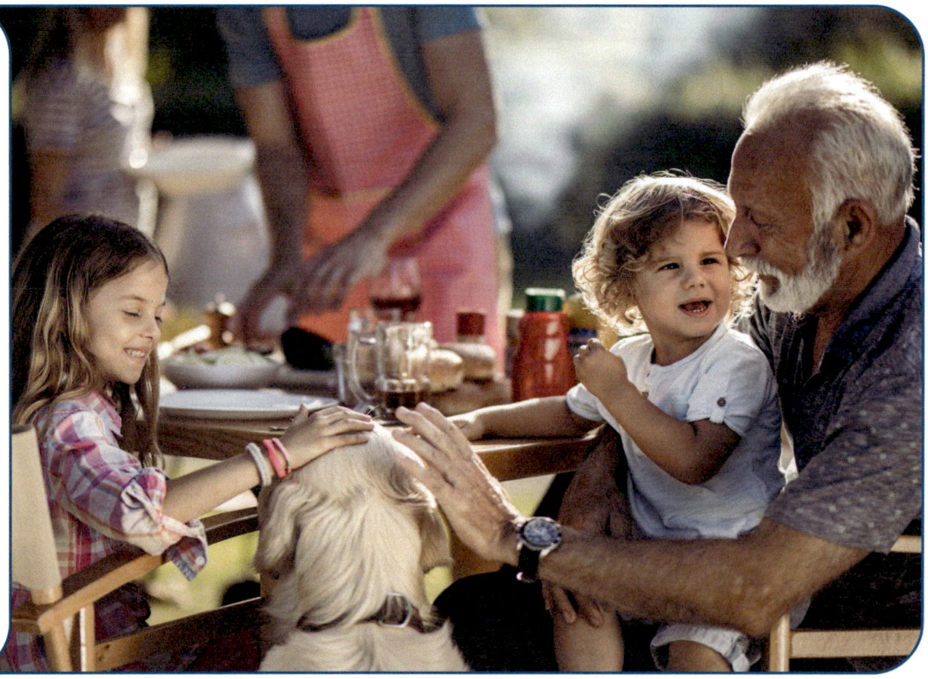

¿Cuál es el siguiente paso?

Después de recibir tratamiento para la persistencia o la recidiva del PSA, continuará realizándose estudios y consultas para tratar su cáncer existente o para vigilar la reaparición del cáncer.

La vigilancia es una parte clave del plan de seguimiento. Asegúrese de continuar asistiendo a las consultas de seguimiento y permanecer en contacto con su equipo de atención.

Si el cáncer reaparece, pero no se extiende más allá de la zona pélvica, puede continuar con el tratamiento para la persistencia/recidiva del PSA.

Si el cáncer reaparece, pero se ha extendido a otra zona del cuerpo, necesitará un tratamiento más avanzado. Consulte *NCCN Guidelines for Patients: Cáncer de próstata avanzado*. Como siempre, puede pedir que lo incluyan en un ensayo clínico.

Es habitual sentir frustración, rabia, arrepentimiento, desesperación e incertidumbre, incluso todo al mismo tiempo. Sepa que puede tener cáncer de próstata y seguir disfrutando de la vida después del diagnóstico y el tratamiento.

Intente disfrutar de la vida todo lo que pueda. Hable con familiares o amigos. Participe de un grupo de apoyo para conocer cómo afrontan su cáncer otras personas. O bien, hable con su médico u otro integrante de su equipo de atención médica. Ellos pueden recomendarle profesionales que lo ayuden a afrontar estos sentimientos y guiarlo en los próximos pasos.

8

Otros recursos

¿Quiere saber más? Aquí le explicamos cómo obtener ayuda adicional.

Qué más hay que saber

En esta guía, encontrará ayuda para conocer las opciones disponibles, de modo que pueda tomar decisiones informadas y mejorar su atención oncológica. Pero no es el único recurso que tiene.

Solicite toda la información posible y la ayuda que necesite. A muchas personas les interesa saber más sobre los siguientes temas:

- Ayuda para elegir el tratamiento correcto.
- Riesgos de incontinencia urinaria y efectos secundarios sexuales.
- Obtención de una segunda opinión sobre los resultados de los estudios o el plan de tratamiento.
- Afrontamiento de los miedos, la ansiedad o la desesperanza.
- Conversación con otros pacientes que también tienen cáncer de próstata.

Qué más hacer

Su centro de salud puede ayudar con los próximos pasos. Generalmente, dispone de recursos *in situ* para ayudar a satisfacer sus necesidades y encontrar respuestas a sus preguntas. Los centros de salud también pueden informarle de los recursos existentes en su comunidad.

Además de la ayuda de sus profesionales de atención médica, los recursos enumerados en la siguiente sección proporcionan apoyo a muchas personas como usted.

Dónde obtener ayuda

Consulte la lista a continuación y visite los sitios web que se indican para obtener más información sobre estas organizaciones.

AnCan Foundation
ancan.org

Bag It
bagitcancer.org

Cancare, Inc.
cancare.org

Cancer*Care*
cancercare.org

Cancer Hope Network
cancerhopenetwork.org

Cancer Survivor Care
cancersurvivorcare.org

FORCE: Facing Our Risk of Cancer Empowered
facingourrisk.org

GRACE
cancergrace.org

Imerman Angels
imermanangels.org

Malecare
malecare.org

My Faulty Gene
myfaultygene.org

National Alliance of State Prostate Cancer Coalitions (NASPCC)
naspcc.org

PAN Foundation
panfoundation.org

Prostate Conditions Education Council (PCEC)
prostateconditions.org

Prostate Health Education Network (PHEN)
prostatehealthed.org

Triage Cancer
triagecancer.org

ZERO Prostate Cancer
zerocancer.org

Preguntas para hacer

- ¿Sugiere opciones diferentes a las que recomienda NCCN? Si es así, ¿por qué?
- ¿Tendré que hacerme análisis de PSA, exámenes de tacto rectal y biopsias durante el resto de mi vida?
- ¿Qué pasa si no hago nada?
- Si tengo un riesgo hereditario de cáncer de próstata, ¿significa que mis hijos también lo tendrán?
- ¿Cómo puedo obtener una segunda opinión?

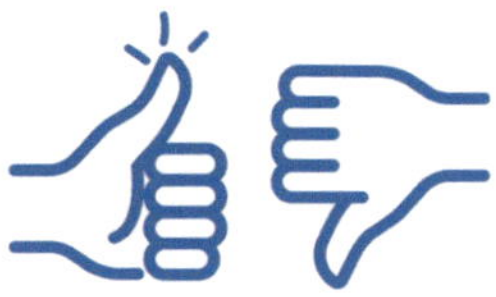

¡Cuéntenos qué opina!

Tómese un momento para completar una encuesta en línea sobre NCCN Guidelines for Patients.
NCCN.org/patients/response

Palabras que debe conocer

agonista de la hormona liberadora de la hormona luteinizante (LHRH)
Medicamento que impide que los testículos produzcan testosterona.

agrandamiento de la próstata
Crecimiento excesivo del tejido de la próstata que no se debe al cáncer. También se conoce como hiperplasia prostática benigna.

anatomopatólogo
Médico que se especializa en el análisis de células y tejidos para detectar enfermedades.

antagonista de la hormona liberadora de la hormona luteinizante (LHRH)
Medicamento que actúa en el cerebro para evitar que los testículos produzcan testosterona.

antiandrógeno
Medicamento que impide la acción de la hormona testosterona.

antígeno prostático específico (PSA)
Proteína producida por la próstata que ayuda al semen a transportar los espermatozoides. El PSA se mide en nanogramos por mililitro de sangre (ng/ml).

biomarcador
Un biomarcador es algo que se encuentra en su cuerpo que se puede medir para obtener información sobre su salud.

biopsia
Procedimiento mediante el cual se toman muestras de fluidos o tejidos para analizarlas y detectar una enfermedad.

braquiterapia
Tratamiento con radiación de un objeto colocado cerca o dentro del tumor. También se llama radiación interna.

cáncer de próstata en estadio temprano
El cáncer de próstata se desarrolla lentamente y permanece en la próstata.

castración
Cirugía mediante la que se extirpan los testículos o medicamentos que inhiben la función de los testículos para reducir al mínimo los niveles de testosterona.

cuidados paliativos
Atención de los síntomas del cáncer y los efectos secundarios del tratamiento oncológico. También se le llama tratamiento complementario.

densidad del PSA
El nivel de PSA, una proteína producida por la próstata, en relación con el tamaño de la próstata.

disfunción eréctil
Falta de flujo sanguíneo hacia el pene que limita la erección o la capacidad para mantenerla.

esperanza de vida
Una estimación de los años que probablemente viva una persona según las estadísticas de otras personas en circunstancias similares.

estadificación
El proceso de clasificar la extensión del cáncer en el cuerpo.

factor de riesgo
Algo que aumenta la posibilidad de contraer una enfermedad.

ganglios linfáticos
Estructuras pequeñas con forma similar a la de un frijol que contienen células que combaten enfermedades. Cientos de ganglios linfáticos se encuentran a lo largo de todo el cuerpo.

grupo de grado
Como la puntuación de Gleason, el grupo de grado es una escala que indica cuánto se parecen

las células del cáncer de próstata a las células normales vistas con un microscopio. Los grupos de grado están diseñados para ser más fáciles de usar que la puntuación de Gleason.

hormonoterapia
Un tratamiento del cáncer que detiene la fabricación o la acción de las hormonas. También se conoce como tratamiento de supresión androgénica.

incontinencia urinaria
Afección de salud en la que no se puede controlar la liberación de orina.

linfadenectomía pélvica
Operación mediante la que se extirpan los ganglios linfáticos que se encuentran en la zona pélvica.

margen quirúrgico
Tejido de aspecto normal alrededor del tumor que se extirpa durante una operación.

metástasis
Extensión de las células cancerosas del lugar en donde se inició a un nuevo sitio en el cuerpo.

mutación de estirpe germinal
Cambio genético que se transmite de padres a hijos biológicos. También llamada mutación adquirida.

mutación somática
Un cambio no hereditario en el ADN que sucedió después de la concepción. También se conoce como mutación adquirida.

nomograma
Una herramienta matemática que usa información médica para predecir un resultado.

observación
Período de conducta expectante del tumor o la aparición del cáncer mientras no se recibe tratamiento.

orquiectomía
Operación para reducir la testosterona del cuerpo mediante la extirpación de uno o ambos testículos.

perineo
La región del cuerpo entre el escroto y el ano.

persistencia del PSA
Cuando el nivel de PSA sigue siendo detectable después del tratamiento del cáncer de próstata.

prostatectomía radical
Operación mediante la que se extirpa toda la próstata y también el tejido circundante, las vesículas seminales y, en ocasiones, los ganglios linfáticos.

puntuación de Gleason
Escala que indica cuánto se parecen las células del cáncer de próstata a las células normales vistas con un microscopio.

radioterapia
Tratamiento que utiliza rayos de alta energía (radiación) para eliminar las células cancerosas y evitar que se formen células nuevas.

radioterapia de haz externo (RTHE)
Tratamiento en el que una máquina fuera del cuerpo dirige la radiación con precisión hacia el cáncer que se encuentra dentro del cuerpo.

recidiva
La reaparición del cáncer después de un período sin enfermedad.

recidiva del PSA
Cuando el nivel de PSA disminuye después del tratamiento del cáncer de próstata, pero luego vuelve a subir.

resonancia magnética (RM)
Estudio de diagnóstico por imágenes que usa ondas sonoras e imanes potentes para tomar fotografías del interior del cuerpo.

seguimiento activo
Pruebas frecuentes y continuas para observar los cambios en el estado del cáncer, de modo que se pueda iniciar el tratamiento si es necesario.

tacto rectal
Examen de la próstata mediante su palpación a través de la pared del recto.

testosterona
La hormona principal que controla el desarrollo sexual y las características físicas masculinas.

tomografía computarizada (TC)
Estudio de diagnóstico por imágenes que usa rayos X desde varios ángulos para tomar imágenes con cortes transversales del interior del cuerpo.

tomografía por emisión de positrones (TEP)
Un estudio que utiliza material radioactivo para ver la forma y la función de partes del cuerpo.

tratamiento complementario
Atención médica que responde a las necesidades físicas, emocionales, sociales y espirituales de los pacientes, sus familiares y cuidadores. También se le llama cuidados paliativos.

tratamiento de supresión androgénica (TSA)
Hormonoterapia que impide que el cuerpo produzca testosterona o bloquea el uso de testosterona por parte de las células cancerosas. El TSA se puede administrar mediante medicamentos o cirugía.

uretra
Tubo que lleva la orina desde la vejiga hasta el exterior del cuerpo a través del pene. También expulsa el semen.

vesículas seminales
Dos glándulas que producen y almacenan parte del fluido que se transforma en semen.

¡Nos interesan sus comentarios!

Nuestro objetivo es brindar información útil y fácil de entender sobre el cáncer. Realice nuestra encuesta para decirnos qué hicimos bien y qué podríamos mejorar.
NCCN.org/patients/feedback

Colaboradores de NCCN

Esta guía para pacientes se basa en NCCN Clinical Practice Guidelines in Oncology (NCCN Guidelines®) para la detección del cáncer de próstata, versión 5.2026. Fue adaptada, revisada y publicada con la colaboración de las siguientes personas:

Dorothy A. Shead, máster en Ciencias
Directora ejecutiva de Operaciones de Información para Pacientes

John Murphy
Redactor médico sénior

Lisa Diehl
Diseñadora de Diseño de Producción

La Guía NCCN Clinical Practice Guidelines in Oncology (NCCN Guidelines®) para el cáncer de próstata, versión 5.2026 fue elaborada por los siguientes miembros del panel de NCCN:

Dr. Daniel E. Spratt, presidente
Case Comprehensive Cancer Center/ University Hospitals Seidman Cancer Center and Cleveland Clinic Taussig Cancer Institute

Dra. Sandy Srinivas, vicepresidenta
Stanford Cancer Institute

Dr. Nabil Adra, máster en Ciencias
Indiana University Melvin and Bren Simon Comprehensive Cancer Center

Dr. Bilawal Ahmed
The University of Tennessee Health Science Center

Dr. Yi An
Yale Cancer Center/Smilow Cancer Hospital

Dra. Rhonda Bitting
Duke Cancer Institute

Dr. Brian Chapin
The University of Texas MD Anderson Cancer Center

Dra. Heather H. Cheng, doctora en Medicina
Fred Hutchinson Cancer Center

Dr. Steve Y. Cho
University of Wisconsin Carbone Cancer Center

Dr. Anthony Victor D'Amico, doctor en Medicina
Dana-Farber/Brigham and Women's Cancer Center | Mass General Cancer Center

Dr. Neil Desai, máster en Ciencias de la Salud
UT Southwestern Simmons Comprehensive Cancer Center

Dra. Tanya Dorff
City of Hope National Cancer Center

Dr. James A. Eastham
Memorial Sloan Kettering Cancer Center Institute

Thomas A. Farrington, licenciado en Ingeniería Eléctrica
Prostate Health Education Network (PHEN)

Dr. Xin Gao
Dana-Farber/Brigham y Women's Cancer Center | Mass General Cancer Center

Dra. Shilpa Gupta
Case Comprehensive Cancer Center/ University Hospitals Seidman Cancer Center and Cleveland Clinic Taussig Cancer Institute

Dr. Joseph E. Ippolito, doctor en Medicina
Siteman Cancer Center, Barnes-Jewish Hospital and Washington University School of Medicine

Dr. R. Jeffrey Barnes
Mayo Clinic Comprehensive Cancer Center

Dr. Amar Kishan
UCLA Jonsson Comprehensive Cancer Center

Dr. Michael R. Kuettel, doctor en Medicina, máster en Dirección de Empresas
Roswell Park Comprehensive Cancer Center

Dr. Joshua M. Lang, máster en Ciencias
University of Wisconsin Carbone Cancer Center

* Dr. Daniel Lee, máster en Ciencias
Abramson Cancer Center, University of Pennsylvania

Dra. Tamara Lotan
Johns Hopkins Kimmel Cancer Center

* Dr. Andrew McDonald, máster en Ciencias
O'Neal Comprehensive Cancer Center, UAB

Dr. Todd Morgan
University of Michigan Rogel Cancer Center

Dr. Rodrigo Pessoa, doctor en Medicina
Moffitt Cancer Center

Dr. Soroush Rais-Bahrami, máster en Dirección de Empresas
O'Neal Comprehensive Cancer Center, UAB

Dr. Mack Roach, III
UCSF Helen Diller Family Comprehensive Cancer Center

Dr. Tyler Robin, doctor en Medicina
University of Colorado Cancer Center

* Stan Rosenfeld
University of California San Francisco Patient Services Committee Chair

* Dra. Kristen R. Scarpato, máster en Salud Pública
Vanderbilt-Ingram Cancer Center

* Dr. Tyler Seibert, doctor en Medicina
UC San Diego Moores Cancer Center

* Dr. Ahmad Shabsigh
The Ohio State University Comprehensive Cancer Center - James Cancer Hospital and Solove Research Institute

Dr. Russell Szmulewitz
The UChicago Medicine Comprehensive Cancer Center

Dr. Benjamin A. Teply
Fred & Pamela Buffett Cancer Center

Dr. Jonathan Tward, doctor en Medicina
Huntsman Cancer Institute, University of Utah

Dr. Richard Valicenti
UC Davis Comprehensive Cancer Center

Dr. David VanderWeele, doctor en Medicina
Robert H. Lurie Comprehensive Cancer Center of Northwestern University

Dra. Jessica Karen Wong
Fox Chase Cancer Center

NCCN

Deborah Freedman-Cass, doctora en Medicina
Gerenta sénior de Operaciones de Contenido Clínico

Emily Kovach
Especialista en Diseño de Guías

* Revisaron esta guía para pacientes. Para divulgaciones, visite NCCN.org/disclosures.

Centros oncológicos de NCCN

Para obtener información de contacto, visite NCCN.org/cancercenters.

Abramson Cancer Center,
University of Pennsylvania
Filadelfia, Pensilvania

Case Comprehensive Cancer Center/
University Hospitals Seidman Cancer Center and
Cleveland Clinic Taussig Cancer Institute
Cleveland, Ohio

City of Hope National Medical Center
Duarte, California

Dana-Farber/Brigham and Women's Cancer Center |
Mass General Cancer Center
Boston, Massachusetts

Duke Cancer Institute
Durham, Carolina del Norte

Fox Chase Cancer Center
Filadelfia, Pensilvania

Fred & Pamela Buffett Cancer Center
Omaha, Nebraska

Fred Hutchinson Cancer Center
Seattle, Washington

Huntsman Cancer Institute, University of Utah
Salt Lake City, Utah

Indiana University Melvin and Bren Simon
Comprehensive Cancer Center
Indianápolis, Indiana

Johns Hopkins Kimmel Cancer Center
Baltimore, Maryland

Mayo Clinic Comprehensive Cancer Center
Phoenix/Scottsdale, Arizona
Jacksonville, Florida
Rochester, Minnesota

Memorial Sloan Kettering Cancer Center
Nueva York, Nueva York

Moffitt Cancer Center
Tampa, Florida

O'Neal Comprehensive Cancer Center, UAB
Birmingham, Alabama

Robert H. Lurie Comprehensive Cancer Center
of Northwestern University
Chicago, Illinois

Roswell Park Comprehensive Cancer Center
Búfalo, Nueva York

Siteman Cancer Center, Barnes-Jewish Hospital
and Washington University School of Medicine
San Luis, Misuri

St. Jude Children's Research Hospital/
The University of Tennessee Health Science Center
Memphis, Tennessee

Stanford Cancer Institute
Stanford, California

The Ohio State University Comprehensive Cancer Center -
James Cancer Hospital and Solove Research Institute
Columbus, Ohio

The UChicago Medicine Comprehensive Cancer Center
Chicago, Illinois

The University of Texas MD Anderson Cancer Center
Houston, Texas

UC Davis Comprehensive Cancer Center
Sacramento, California

UC San Diego Moores Cancer Center
La Jolla, California

UCLA Jonsson Comprehensive Cancer Center
Los Ángeles, California

UCSF Helen Diller Family Comprehensive Cancer Center
San Francisco, California

University of Colorado Cancer Center
Aurora, Colorado

University of Michigan Rogel Cancer Center
Ann Arbor, Míchigan

University of Wisconsin Carbone Cancer Center
Madison, Wisconsin

UT Southwestern Simmons
Comprehensive Cancer Center
Dallas, Texas

Vanderbilt-Ingram Cancer Center
Nashville, Tennessee

Yale Cancer Center/Smilow Cancer Hospital
New Haven, Connecticut

Notas

Índice

Made in the USA
Las Vegas, NV
07 November 2026

57672686R00050